Maladie du Cœur

AIDE-MÉMOIRE

DES

MALADIES DU CŒUR

AIDE-MÉMOIRE

DES

MALADIES DU CŒUR

Par le Professeur Paul LEFERT

AVEC 8 FIGURES DANS LE TEXTE

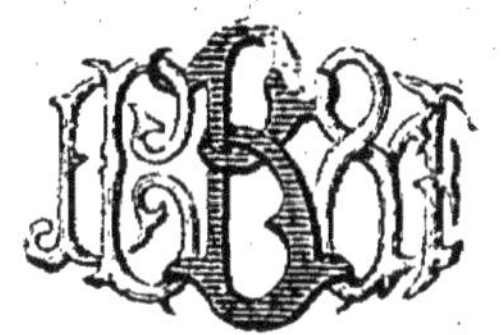

PARIS

LIBRAIRIE J.-B. BAILLIÈRE ET FILS

19, RUE HAUTEFEUILLE, PRÈS DU BOULEVARD SAINT-GERMAIN

1901

INTRODUCTION

Ce livre est destiné aux praticiens ; aussi
avons-nous développé la partie clinique autant qu'il nous était possible, restreignant
au strict nécessaire les discussions purement
théoriques, et ne décrivant que très sommai-
rement les raretés, pour nous attacher surtout à l'étude des cardiopathies que l'on rencontre, chaque jour, dans la pratique.

L'ouvrage comprend quatre parties :

La première est une brève étude de la
séméiologie du cœur, c'est-à-dire un rapide
exposé des signes fonctionnels accusés par
les malades atteints de quelque affection cardiaque, et des *signes physiques* révélés par
l'examen du cœur et des vaisseaux.

La seconde est, de beaucoup, la plus déve-
loppée. Elle est consacrée, en effet, à l'étude
des *maladies inflammatoires ou dégénératives
du cœur,* c'est-à-dire à l'étude des péricardites, des endocardites, et des myocardites, à

chacune desquelles nous consacrons un chapitre spécial.

La troisième partie est, au contraire, un simple résumé, en quelques pages, des *maladies congénitales*, ou *malformations du cœur*, d'un intérêt beaucoup moins considérable que les lésions acquises, à cause de leur rareté, et surtout de l'impuissance de la thérapeutique à leur égard.

Enfin, notre dernière partie est consacrée à l'étude des principaux *accidents et complications des maladies du cœur*. Nous nous sommes étendus aussi longuement que possible sur l'angine de poitrine et l'asystolie, décrivant plus brièvement les complications moins importantes, telles que l'œdème aigu du poumon, la syncope, l'infarctus et les thromboses du cœur.

AIDE-MÉMOIRE

DES

MALADIES DU CŒUR

PREMIÈRE PARTIE

SÉMÉIOLOGIE DU CŒUR

Trois ordres de signes sont accusés par presque tous les malades atteints de cardiopathie : ils se plaignent de palpitations, de dyspnée, ou de douleurs. Mais l'examen du cœur et des vaisseaux révèle au clinicien un grand nombre de modifications bien plus importantes pour le diagnostic et le pronostic, bien qu'elles demeurent, souvent, ignorées du malade : ces modifications atteignent le cœur lui-même, les gros vaisseaux, enfin les principaux viscères.

CHAPITRE PREMIER

SIGNES ACCUSÉS PAR LE MALADE

§ I. — PALPITATIONS

DÉFINITION. — Presque tous les cardiaques ont eu, à un moment donné, des *palpitations du cœur,* c'est-à-dire que, chez eux, les battements du cœur deviennent douloureux et angoissants : souvent, en même temps, ils sont fréquents et irréguliers.

SYMPTÔMES. — A l'état normal même, les palpitations s'observent fréquemment : après un effort musculaire considérable, par exemple, au milieu d'une course un peu rapide, on est obligé de s'arrêter subitement, à cause d'une dyspnée considérable. En même temps, les battements du cœur deviennent douloureux, énergiques et précipités : tous ces accidents cessent après quelques instants de repos.

Il en est autrement à l'état pathologique, où les palpitations se produisent, souvent, au moindre effort, ou même au repos, principalement la nuit et après les repas. Très souvent, c'est à l'occasion d'une émotion, d'un cauchemar qu'apparaissent les palpitations.

La crise débute brusquement. Tout à coup, le malade pâlit, porte la main à son cœur, qui, dit-il, bat à tout rompre ; des battements sont perçus souvent sur le trajet des gros vaisseaux ; il semble parfois au malade que sa tête va éclater à chaque pulsation des artères cérébrales. Lorsque l'accès est très violent, la face exprime l'angoisse et se cyanose ; la voix est entrecoupée, lorsque le malade est très nerveux. Parfois même, les sensations douloureuses sont assez intenses pour produire une syncope, d'ailleurs peu dangereuse ; elle n'est jamais mortelle, alors même qu'il existe une lésion organique du cœur.

Pendant la crise, les battements du cœur et les pulsations radiales peuvent demeurer normaux ;

d'autres fois, ils sont plus énergiques, ou, enfin, affaiblis. La percussion montre que le cœur présente souvent des dimensions normales ; d'autres fois, on le trouve agrandi, tantôt aux dépens de ses cavités droites, tantôt aux dépens de ses cavités gauches.

L'auscultation et l'exploration du pouls radial permettent de constater, dans un certain nombre de cas, des irrégularités ou des intermittences.

Enfin, outre les souffles organiques, qui peuvent exister, en cas de lésion valvulaire chronique, on trouve fréquemment des *souffles anorganiques*, qu'il faut bien se garder de confondre avec les précédents ; une semblable erreur aurait pour conséquence de faire rapporter à une lésion organique des palpitations qui ne dépendent que d'une altération fonctionnelle, névrose, anémie, etc.

Les variations des signes physiques ont permis de distinguer plusieurs variétés de palpitations : M. Potain en distingue trois principales, à savoir:

1° Les *palpitations hyperkynésiques*, ou par *excitation*. Elles s'observent chez les nerveux, les dyspeptiques, et sont caractérisées par des symptômes d'éréthisme cardio-vasculaire. L'énergie du choc cardiaque est exagérée, l'étendue de sa matité plus considérable que normalement ; le pouls est fort, souvent accéléré, la face vultueuse, congestionnée; fréquemment, d'ailleurs, le malade se plaint de vertiges, d'éblouissements.

2° Les *palpitations hyperesthésiques*, caractérisées surtout par l'intensité des sensations douloureuses qui les accompagnent. La région précordiale est, d'ordinaire, très sensible, au moindre contact, et, cependant, le cœur peut n'être nullement plus excité qu'à l'état normal. De semblables palpitations s'observent chez les hystériques, chez certains dyspeptiques, enfin, au cours du rhumatisme articulaire aigu.

3° Enfin, les *palpitations arythmiques*. Elles sont caractérisées, comme leur nom l'indique, par l'existence d'un certain degré d'arythmie, et sont d'un pronostic grave, car elles indiquent de profondes altérations du myocarde. Ces palpitations sont, en général, liées à un certain degré de dépression du cœur, dont les battements sont faibles, et les cavités dilatées, comme l'indique l'augmentation de la matité. Cette dépression du cœur atteint son maximum dans les anémies; la dilatation des cavités droites devient parfois considérable, lorsque les palpitations reconnaissent pour origine un trouble des vaso-moteurs du poumon, sous l'influence d'un réflexe à point de départ stomacal.

Évolution. — On peut distinguer une *forme légère* et une *forme grave;* cette dernière est caractérisée par la persistance et la répétition fréquente des palpitations, qui peuvent, à la longue, rendre le sujet neurasthénique ou hypocondriaque.

Les palpitations peuvent se répéter pendant toute la vie; souvent elles s'atténuent, et finissent par disparaître, soit spontanément, soit sous l'influence d'un traitement approprié.

Diagnostic. — 1° Reconnaître l'existence de palpitations est, en général, des plus simples. La *tachycardie* simple n'est pas douloureuse; on ne confondra pas avec des palpitations véritables la *précordialgie* des hystériques, qui est une douleur fixe, ou l'endolorissement précordial qu'on trouve parfois chez les nouveau-nés. Il est également facile de distinguer des palpitations véritables, causées par les battements du cœur, les *fausses palpitations*, ou douleurs dues aux battements des artères. On les observe, par exemple, en cas d'anévrysme de la crosse de l'aorte ; il s'agit, tout simplement, de névralgies dues aux mouvements expansifs de l'anévrysme, parfois même les battements carotidiens sont pris, par les malades, pour des palpitations. De même, certains malades, surtout les névrosés neurasthéniques ou hystériques, ou encore les sujets atteints de ptoses viscérales, présentent des *battements épigastriques*, surtout pénibles après les repas : il est facile de reconnaître que ces battements sont dus à la transmission des pulsations de l'aorte abdominale.

2° Les palpitations reconnues, il faut les rapporter à leur véritable cause ; c'est de là que dépendent le pronostic et le traitement. M. Potain distingue, au point de vue étiologique, trois classes de palpitations :

a) Les unes sont *symptomatiques*. Les palpitations, si fréquemment accusées par les cardiaques, ne sont cependant *jamais l'indice d'aucune maladie du cœur* ; on les observe dans les affections où le myocarde est touché, et surtout dans les aortites aiguës ou chroniques ; leur existence témoigne alors simplement de troubles nerveux concomitants. Elles n'en sont pas moins utiles, dans bien des cas, en attirant l'attention sur le cœur.

On les observe fréquemment au cours des dyscrasies, telles que l'anémie, la chlorose, maladies dans lesquelles elles constituent, parfois, un symptôme des plus pénibles. Il en est de même au cours des maladies infectieuses aiguës, des tuberculoses, de la syphilis à sa seconde période ; ces dernières offrent ceci de particulier que le traitement spécifique peut les faire disparaître.

On les rencontre encore au cours des intoxications, soit des auto-intoxications, comme la goutte, où elles accompagnent ou suivent les accès, soit des hétéro-intoxications, comme l'intoxication par le thé, le café, le tabac, l'alcool : elles représentent alors l'une des premières manifestations de l'intoxication.

b) D'autres sont *sympathiques*, c'est-à-dire qu'elles résultent d'un trouble réflexe, dont le point de départ est une irritation de l'un des principaux viscères. Le plus souvent il s'agit d'une *dyspepsie*, et, particulièrement, de l'un des états gastriques qui s'accompagnent de fermentations anomales. Le malade est alors pris de palpitations survenant un quart d'heure à une heure après les repas : en même temps, il éprouve une sensation de pesanteur à l'épigastre, qui, parfois, gonfle d'une façon visible : on trouve l'estomac distendu, d'une sonorité tympanique, ce qui indique l'hyperproduction de gaz, et, en effet, les malades ont souvent des éructations abondantes, ou des gaz intestinaux. Les palpitations peuvent alors, comme l'a indiqué Chomel, être la première manifestation de la dyspepsie.

D'autres fois, le point de départ est intestinal ; les palpitations peuvent être causées par les diverses

entérites, par la présence de vers intestinaux, le mé-
téorisme, ou, enfin, par le pincement de l'intestin.

Moins fréquemment, le réflexe qui leur donne
naissance reconnaît un autre viscère comme point
de départ. Elles surviennent parfois au cours d'une
affection utéro-ovarienne, principalement après
la suppression accidentelle des règles, la méno-
pause (Hayem), ou bien en cas d'ulcérations du
col, dont la cicatrisation amène alors la disparition
des palpitations. D'autres fois, le point de départ
est une congestion du foie, au cours des cirrhoses
hypertrophiques principalement. Les palpitations
d'origine hépatique représentent le premier degré
d'accidents dont le summum est représenté par la
dilatation aiguë des cavités droites, signalée par
MM. Potain et Barié.

Enfin, il y a déjà longtemps que Sénac avait
signalé les palpitations dans les diverses maladies
de l'appareil respiratoire. Les plus intéressantes sont
celles du début de la *tuberculose pulmonaire*.
Elles sont tellement fréquentes qu'il faut toujours,
en présence d'un malade se plaignant de palpitations, ausculter soigneusement la poitrine. Mais
la pathogénie de ces palpitations est souvent complexe : elles peuvent dépendre de la fièvre, de l'intoxication, qui a certainement une prédilection
marquée pour le cœur, puisque, dès son début, la
tuberculose pulmonaire s'accompagne d'hypotension artérielle (Potain).

On peut encore incriminer l'irritation des terminaisons nerveuses du poumon, enfin les troubles dyspeptiques, si fréquents au début de la
tuberculose.

Il faut donc toujours soigneusement rechercher la tuberculose, en particulier lorsqu'il existe des signes rationnels de tuberculose : amaigrissement, sueurs, etc.

Enfin, M. Potain a signalé l'apparition de palpitations sympathiques, à la suite de névralgies ou de névrites du plexus brachial gauche.

c) La dernière catégorie comprend les palpitations *nerveuses*, c'est-à-dire sans cause apparente autre que le nervosisme. On les rencontre chez les névrosés, plus particulièrement les hystériques ou les neurasthéniques, quelquefois chez les basedowiens; elles peuvent enfin représenter, parfois, l'aura des crises épileptiques. On les rencontre, en particulier, conformément à la remarque de M. Potain, chez les individus que leurs antécédents héréditaires cardiaques prédisposent aux troubles fonctionnels du côté du cœur.

Les palpitations nerveuses apparaissent, d'ordinaire, vers l'époque de la puberté ; on en a fait l'un des troubles dus à « l'hypertrophie de croissance ». On sait actuellement que cette hypertrophie, lorsqu'elle existe, n'est jamais le fait de la croissance seule (Potain et Vaquez). Bien plus souvent, les palpitations de la puberté reconnaissent une autre cause, dyspepsie ou excitations génitales, par exemple.

Chez l'adulte elles continuent à revenir à intervalles plus ou moins rapprochés, surtout chez les femmes hystériques, qui ont, parfois, des palpitations à tout propos.

Ce rapide exposé montre que la cause des palpitations est parfois embarrassante à préciser. Par exemple, lorsqu'on se trouve en présence d'une femme nerveuse, anémique, chlorotique, ayant en même temps des troubles dyspeptiques ou un rétrécissement mitral, quelquefois les deux réunis, ou encore, lorsqu'il s'agit d'un vieux cardiaque, en même temps intoxiqué par le tabac ou l'alcool. Il ne faut donc pas rapporter les palpitations à la cause que l'on trouve la première ; en particulier, le diagnostic de palpitations nerveuses ne doit jamais être porté que par exclusion de toutes les autres.

PATHOGÉNIE. — Elle est encore malconnue. Il s'agit vraisemblablement d'un trouble vasculaire ou nerveux. Beau invoquait l'hypertension artérielle ; cette théorie a été reconnue inexacte ; M. Marey invoque l'hypotension ; mais cette théorie ne saurait convenir à tousles cas. Peut-être aussi faut-il invoquer l'action des nerfs accélérateurs ou frénateurs du cœur.

TRAITEMENT. — Il faut surtout tâcher de supprimer la cause, particulièrement en cas de palpitations sympathiques.

Les palpitations cardiaques seront, si possible, rapportées à leur véritable cause.

D'une manière générale, c'est surtout le nervosisme qu'il faut traiter.

On s'adressera, pour cela, aux calmants (bromure, valérianate d'ammoniaque à petites doses), à l'hydrothérapie (douches tièdes, bains calmants) ; les palpitations des hystériques exigent surtout un traitement moral.

§ II. — DYSPNÉE

Elle est très fréquente au cours des diverses cardiopathies aiguës ou chroniques. Nous ne parlerons pas, bien entendu, de celle qui peut être due à des complications (infarctus pulmonaire, hydrothorax de l'asystolie) : celle due à l'œdème aigu du poumon sera étudiée dans la dernière partie de cet ouvrage.

Au cours des *cardiopathies aiguës*, la dyspnée n'existe que si le myocarde devient insuffisant et se laisse dilater : elle est alors le prélude de l'asystolie aiguë. Dans les *péricardites aiguës*, elle relève de la douleur et de l'immobilisation du côté gauche ; s'il y a un épanchement considérable, la dyspnée peut être au moins partiellement mécanique et causée par la rétrostase pulmonaire.

Au cours des *cardiopathies chroniques*, la dyspnée se produit tout d'abord au moment de l'effort. C'est l'exagération de l'essoufflement qu'éprouve un sujet sain, qui vient de faire une longue course : il est haletant, la respiration est accélérée : l'auscultation permet de constater l'accentuation du claquement des sigmoïdes pulmonaires, ce qui témoigne de l'hypertension qui existe alors dans la circulation pulmonaire.

Pathologiquement cette *dyspnée d'effort* se produit lors d'une simple marche, de l'ascension d'un escalier ; elle est particulièrement fréquente dans les affections mitrales, dont elle représente l'un des premiers symptômes ; son apparition indique que le myocarde commence à fléchir. Elle ne tarde pas à s'accentuer, se produit plus aisément, dispa-

raît moins vite ; enfin, elle survient au *repos* après
les repas, ou dans le décubitus dorsal. Bientôt
enfin, la dyspnée est *continue*, avec de simples
rémissions incomplètes ; elle coïncide alors avec
une congestion chronique des bases, aisément
perceptible : à l'auscultation, c'est la *pneumonie
brune*, ainsi nommée à cause des cellules épithé-
lioïdes très pigmentées, qu'on retrouve alors, en
abondance, dans les crachats.

§ III. — DOULEURS PRÉCORDIALES

Elles sont peu importantes, en dehors des palpitations que nous venons d'étudier et de l'angine
de poitrine, qui sera décrite à part dans la dernière
partie de cet ouvrage.

Signalons, cependant, la *douleur en barr* qui
accompagne si fréquemment la dyspnée d'eff t et
la dyspnée continue des asystoliques ; elle relève
vraisemblablement de la congestion du foie.

Dans la *péricardite*, nous aurons à décrire une
douleur intense, diffuse ou névralgique ; cette
dernière se reconnaît à ce que les trajets nerveux
sont douloureux à la pression ; elle se retrouve
d'ailleurs, en dehors des cardiopathies, dans toutes
les affections qui peuvent donner naissance à une
névralgie phrénique ou intercostale.

La *rupture du cœur*, ou simplement d'une valvule, d'un pilier, est annoncée par l'apparition
subite d'une douleur angoissante, dyspnéisante,
parfois syncopale.

Enfin, on peut observer à la région précordiale

une *topoalgie* d'origine psychique. C'est une douleur fixe, qui survient après un effort, un traumatisme, une émotion, une crise d'angor ; elle dure
tant que l'on n'influe pas sur l'état mental.

Remarquons, en terminant, que, bien souvent,
la douleur est sans rapport avec les lésions cardiaques, dont les plus graves sont, souvent, complètement indolores.

CHAPITRE II

SIGNES FOURNIS PAR L'EXAMEN DU MALADE

Les *signes physiques* des cardiopathies aiguës ou chroniques sont fournis : 1° par l'examen du cœur ; 2° par l'examen des vaisseaux sanguins, artériels et veineux.

§ Ier — EXAMEN DU CŒUR

Le malade étant couché horizontalement, ou la tête légèrement soulevée, on doit toujours procéder méthodiquement, et pratiquer successivement *l'inspection*, le *palper*, la *percussion*, *l'auscultation* de la région précordiale.

1° **Inspection.** — L'inspection du thorax permet, à l'état normal, de constater le *choc du cœur*. A chaque systole, on voit, surtout en regardant le thorax à jour frisant, les battements du cœur produire, dans le cinquième espace intercostal gauche, un peu en dedans du mamelon, un léger *soulèvement*, brusque, et limité à une étendue de un à deux centimètres carrés. Ce choc est plus fort chez l'enfant, à cause de la minceur plus grande de la paroi thoracique. La présence du sein rend l'inspection très difficile chez la femme ; chez l'homme, elle est souvent infructueuse, lorsque la pointe bat derrière une côte.

Aussi ce mode d'exploration ne nous arrêtera pas longtemps ; nous allons voir, d'ailleurs, que les signes qu'il fournit sont peu nombreux, ils n'offrent un réel intérêt que dans les *péricardites*.

Dans la *péricardite avec épanchement*, nous verrons qu'un des meilleurs signes du début est la *disparition graduelle du choc du cœur*. Lorsque l'épanchement est abondant, l'inspection permet de constater, s'il s'agit d'un enfant ou d'une femme, une *voussure* plus ou moins nette, s'étendant du 3e au 6e espace intercostal gauche et coïncidant avec l'immobilisation plus ou moins complète de tout le côté gauche du thorax, qui ne se dilate plus à chaque inspiration.

Dans la *symphyse du péricarde*, le soulèvement systolique dû au choc de la pointe est, parfois, remplacé par un série d'*ondulations* étendues de la paroi. Elles sont holosystoliques, et se propagent en bas et à gauche, donnant, plus ou moins, l'impression d'un *mouvement de roulis* (Jaccoud). Leur présence indique seulement que le cœur n'est pas recouvert par le poumon, et qu'il entre en rapport immédiat, dans une grande étendue, avec la paroi thoracique.

La *dépression systolique* de la paroi a plus de valeur, lorsqu'elle s'étend, à la fois, à plusieurs espaces intercostaux. La dépression *unicostale* peut être due au battement négatif de la pointe dont nous aurons à parler plus loin.

En dehors des péricardites, l'inspection n'est que peu utile ; elle montre, moins bien que le palper, les déplacements de la pointe : parfois, on constate l'existence de *pulsations épigastriques* ; le plus souvent elles représentent les batt ments de l'aorte abdominale, transmis à la paroi, par l'intermédiaire du foie, chez les sujets amaigris, atteints de ptoses viscérales, chez les neurasthéniques, en particulier. Plus rarement, les battements perçus à l'épigastre sont ceux du cœur lui-même : ce viscère est alors, ou bien déplacé (ptose, épanchement pleural gauche), ou bien notablement dilaté ou hypertrophié. Les pulsations épigastriques peuvent, d'ailleurs, être dues aux contractions du cœur droit, non au choc de la pointe.

Enfin, parfois, on constate l'existence de *deux centres de battements*; l'un correspond au choc de la pointe, le second occupe les extrémités sternales des deuxième et troisième espaces intercostaux; il est dû aux pulsations de l'aorte, ordinairement lorsqu'elle est atteinte d'*anévrysme*.

2º Palper. — Il doit être pratiqué *avec la paume de la main appliquée à plat sur la région de la pointe* (Bard). On perçoit à chaque systole un choc correspondant au soulèvement constaté à l'inspection. Mieux que la vue, le palper permet de le localiser : on le perçoit, dans une étendue variant depuis un demi jusqu'à deux centimètres carrés; il siège dans le cinquième espace intercostal gauche, un peu au-dessous et en dedans du mamelon : chez l'enfant, il se trouve souvent dans le quatrième espace, dans le sixième chez le vieillard. On peut faire varier son siège, dans une étendue de 2 ou 3 centimètres, en faisant coucher le malade alternativement sur les côtés droit et gauche; nous verrons que l'absence de cette mobilité normale de la pointe constitue pour M. Potain l'un des meilleurs signes de la symphyse du péricarde.

Par contre, sa mobilité est parfois exagérée : les déplacements peuvent atteindre 6 et 7 centimètres d'amplitude.

Le *siège* du choc de la pointe peut se trouver déplacé ; il est reporté plus bas, en cas d'hypertrophie ou de dilatation des cavités gauches : l'augmentation du cœur droit le reporte en dehors, vers l'aisselle. Enfin, le cœur peut se trouver déplacé en entier, vers la droite, en cas d'épanchement pleural dans la plèvre gauche : un abcès gazeux sous-phrénique, et, parfois même, la simple distension gazeuse de l'estomac refoulent en haut le diaphragme et le cœur.

Les *caractères* de la sensation perçue sont également fort variables. Le degré d'*énergie* est fort variable, mais non constamment en rapport avec le degré de l'hypertrophie cardiaque ; le choc peut n'être presque pas senti, en cas de mal de Bright, où, cependant, le cœur est énorme, et la pression artérielle bien supérieure à la normale (Potain).

Les variations que peut subir, d'un jour à l'autre, l'énergie du choc de la pointe sont plus importantes à considérer. Le choc vient-il à devenir mou et faible, au cours d'une maladie infectieuse, on redoutera aussitôt l'imminence d'une myocardite aiguë : la disparition du choc, en cas de péricardite, fait présumer l'apparition d'un épanchement, qu'il faudra rechercher par la percussion et l'auscultation.

Le choc de la pointe peut manquer au palper,

comme à la vue, quand le cœur bat derrière une côte. Enfin, quelquefois, il est remplacé par une sensation de retrait : c'est le *battement négatif de la pointe* ; on l'observe même à l'état normal, surtout lorsque le cœur est de forme allongée et aplatie ; il est dû à ce que, avant de se contracter, le cœur doit acquérir la forme sphérique, c'est-à-dire que, dans certains cas, la pointe s'éloigne brusquement de la paroi. Ce signe n'a aucune valeur séméiologique. Nous avons vu qu'il n'en est pas de même pour ce qui concerne la dépression systolique, pluricostale, de la symphyse du péricarde.

On peut enregister le choc de la pointe, à l'aide du *cardiographe de Marey*. Nous ne décrirons pas cet instrument, peu usité dans la pratique courante, et ne différant du sphygmographe que par des détails de construction. Il montre qu'en réalité le choc de la pointe se compose de deux éléments (fig. 1). Un soulèvement progressif, et présystolique, dû à la contraction de l'oreillette, et à la distension ventriculaire qui en résulte, puis un ébranlement brusque, coïncidant avec la contraction ventriculaire, et l'occlusion brusque des valves de la mitrale : cet ébranlement marque le début de la systole.

Cette notion est capitale. Dickinson, confondant le choc systolique avec le soulèvement présystolique de la pointe, avait soutenu que, dans le rétrécissement mitral, le pouls est en retard sur la systole cardiaque ; l'erreur s'explique parce que, dans cette maladie, l'oreillette gauche, hypertrophiée, détermine un soulèvement exagéré de la paroi.

Outre le choc de la pointe, le palper permet, dans

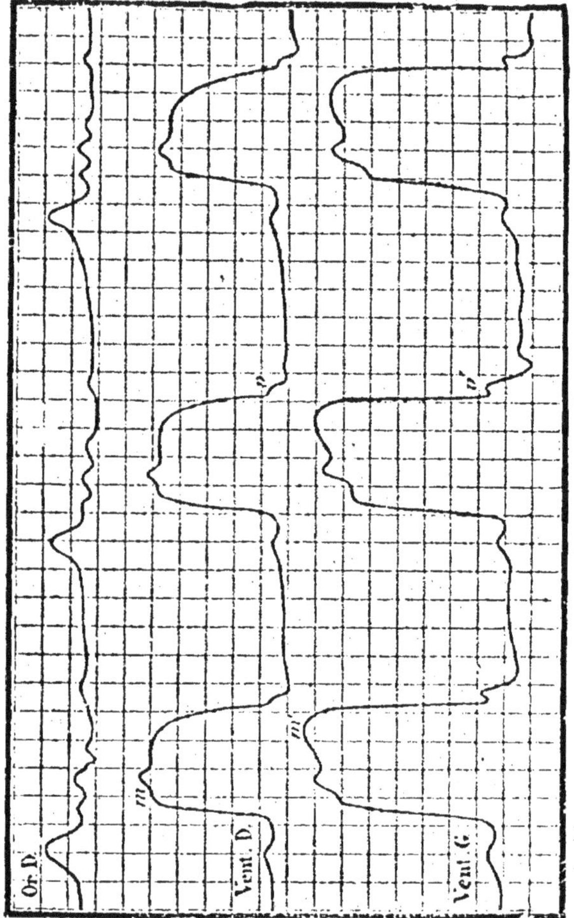

Fig. 1. — Tracé cardiographique du choc de la pointe,
à l'état normal.

certains cas, de reconnaître l'existence d'un frémissement cataire, ou d'un frottement péricardique.

Le *frémissement cataire* est surtout marqué au cours du rétrécissement mitral ; dans cette cardiopathie, la main, appliquée à plat sur la région précordiale, perçoit une série de vibrations très rapprochées ; pendant la présystole, ces vibrations correspondent à ce que les Anglais appellent un « *thrill* ». Mais le frémissement cataire n'est observé qu'assez rarement ; il n'existe, en effet, qu'au début du rétrécissement mitral, alors que le cœur se contracte encore énergiquement. Mais, à cette époque, la lésion est compensée, et les malades ne viennent point alors consulter le médecin, pour une maladie dont ils n'ont pas encore été incommodés.

Le *frottement péricardique* est de même nature que le frémissement cataire ; comme lui, c'est un frémissement constitué par une série de vibrations. Il s'observe dans les péricardites aiguës, et peut être extrêmement intense ; nous verrons qu'il a pour caractéristiques d'être *mésocardiaque* et *mésosystolique*.

3° Percussion. — Elle fournit des renseignements d'une importance parfois capitale, en permettant d'apprécier les modifications de volume du cœur, d'après les variations de la *matité précordiale*.

Pour pratiquer la percussion du cœur, on ne devra jamais se départir des règles suivantes. Il faut :

1° Percuter des parties sonores vers les parties mates, c'est-à-dire commencer la percussion bien en dehors du cœur, et se rapprocher progressivement de cet organe ;

2° Bien appliquer le médius de la main gauche sur la région à percuter, de manière qu'il fasse corps avec la paroi thoracique. Si on laisse le moindre vide entre le doigt et la paroi, les résultats peuvent être complètement faussés. Le doigt sera, en outre, placé parallèlement aux bords du cœur, c'est-à-dire parallèlement au bord droit du sternum, lorsqu'on cherche à déterminer le bord droit du cœur; obliquement, lorsqu'on percute le bord gauche ;

3° Percuter avec l'index ou le médius de la main droite, à petits coups brusques et réguliers. Ce serait une erreur que de croire faciliter l'examen en percutant fort; il faut bien savoir que les sensations recueillies par la percussion sont autant *tactiles* qu'auditives; seule, une percussion faible permet d'apprécier les nuances.

La main qui percute doit donc être légère, le poignet très souple, de manière que le doigt qui percute se relève aussitôt après avoir percuté; les vibrations seront alors, bien plus nettes.

Ainsi pratiquée, la percussion permet de constater sur un sujet sain l'existence de deux zones concentriques de matité précordiale.

La *grande matité* (fig. 2) est obtenue par une percussion assez profonde, en s'arrêtant *dès que la tonalité de son change;* le doigt éprouve alors d'ordinaire une augmentation de résistance. Elle revêt la forme d'un triangle, à angles arrondis, dont le côté gauche est représenté par une ligne allant du choc de la pointe à l'insertion sternale du deuxième ou troisième cartilage costal gauche; cette ligne correspond au bord gauche du cœur.

Le côté droit est représenté, à l'état normal, par le bord droit du sternum. Normalement, le bord droit du cœur affleure le bord droit du sternum ; on trouvera donc, en cet endroit, une matité, mais, souvent, le sternum ne s'applique pas exactement sur la paroi antérieure du cœur ; aussi, la percussion de cet os peut donner, comme résultat, de la sonorité ; M. Potain conseille donc de chercher simplement si le bord droit du cœur dépasse le bord droit du sternum ; en cas contraire, on admettra que ce bord vient affleurer la limite du sternum ; des expériences cadavériques et la radiographie ont montré que ce postulatum représente l'expression exacte de la réalité.

Enfin, le bord inférieur de la matité ne saurait être déterminé par la percussion ; en effet, la matité cardiaque et la matité hépatique ne sauraient être distinguées l'une de l'autre. Pour repérer le bord de la matité cardiaque, M. Potain emploie l'artifice suivant : il détermine, à droite du sternum, la limite supérieure de la matité hépatique d'une part, et, de l'autre, note l'endroit où le palper et la percussion indiquent que se trouve la pointe ; une ligne droite unissant les deux points représente le bord inférieur de la matité cardiaque.

La grande matité mesure de 10 à 12 centimètres de diamètre, dans les deux sens. Il résulte des expériences de M. Potain qu'on peut évaluer, approximativement, sa surface totale, exprimée en centimètres carrés. Il suffit, pour cela, de multiplier l'un par l'autre les deux diamètres maxima, et de diviser le chiffre ainsi obtenu par le nombre o, 83. La surface de la matité précordiale ainsi mesurée atteint 90 centimètres carrés environ chez l'homme, un peu moins chez la femme.

Elle correspond exactement à la projection du cœur sur la paroi, ainsi que le montrent la radiographie et les expériences faites sur le cadavre. On l'appelle encore *matité relative*, pour indiquer qu'elle est limitée, simplement, par une variation brusque de la tonalité du son, qui s'élève, lorsqu'on arrive au niveau des bords du cœur.

La *petite matité*, ou *matité absolue*, répond à la portion découverte du cœur, c'est-à-dire à la portion comprise à l'écartement des bords antérieurs des poumons. Pour l'obtenir, il faut percuter très faiblement; en effet, le poumon gauche n'envoie, au devant du cœur, qu'une mince languette, et il faut n'éveiller que des vibrations superficielles, si on veut percevoir jusqu'au bout la sonorité du poumon.

Les limites droite et inférieure de la matité absolue se confondent avec celles de la matité relative : en effet, le bord gauche du poumon ne s'écarte de la ligne médiane qu'au niveau de la 4e articulation chondro-costale gauche : il s'en éloigne ensuite progressivement si bien que la matité absolue figure un triangle (fig. 2) dont les dimensions en hauteur et en largeur mesurent de 4 à 5 centimètres.

Les deux matités, absolue et relative, n'ont pas le même intérêt pratique. Nombre de cliniciens se contentent des résultats fournis par la recherche de la petite matité; M. Potain fait remarquer, que ses changements de volume sont loin d'être toujours proportionnels à ceux du cœur lui-même.

En effet, dans certains cas, la matité absolue peut être minime, ou même faire défaut complètement,

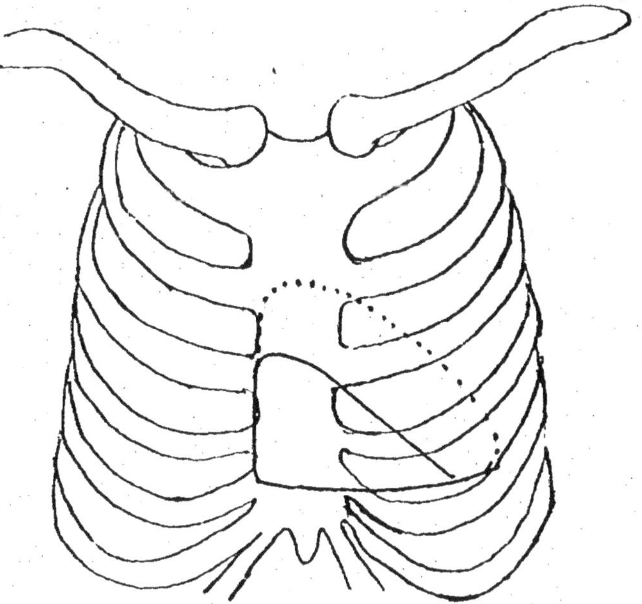

Fig. 2. — Résultats fournis par la percussion du cœur : 1. matité relative ; 2. matité absolue.

La ligne pointillée représente le contour de la grande matité ou matité relative ; le trait plein correspond à la petite matité, ou matité absolue.

alors que le cœur est plus gros que normalement ; cela s'observe surtout chez les emphysémateux, dont les poumons tendent à recouvrir complètement le cœur ; d'autres fois, au contraire, l'étendue de la matité absolue est augmentée, alors que le cœur est normal ou même petit. L'augmentation de la matité absolue indique seulement qu'il est découvert sur une plus grande partie de son étendue, soit que des adhérences sterno-péricardiques aient refoulé le poumon gauche en dehors, soit que celui-ci, atteint de sclérose, soit plus ou moins rétracté. Il vaut donc mieux rechercher toujours la matité relative, dont les variations sont absolument parallèles à celles que présente le volume du cœur.

Les *variations de la matité* relative, comme les changements de volume du cœur, qu'elles traduisent fidèlement, peuvent être physiologiques ou pathologiques.

Physiologiquement, l'étendue de la matité cardiaque augmente, légèrement, après les repas, pendant la période active de la digestion, et à l'occasion des efforts énergiques. Son augmentation est, alors, due à un certain degré de dilatation des cavités droites, par suite de l'hypertension que produisent la digestion et les efforts.

Nous verrons également que l'étendue de la matité cardiaque est un peu plus considérable au moment de la puberté, le cœur s'accroissant rapidement, comme tous les organes, sans qu'il y ait à ce moment une hypertrophie véritable.

Les *variations pathologiques* de la matité relative sont bien plus importantes.

Au cours des cardiopathies aiguës, on observe fréquemment un léger degré de dilatation, atteignant surtout le cœur droit, et attribuable, soit à la myocardite, soit à l'existence d'un obstacle momentané à la circulation périphérique.

Nous aurons à étudier tout spécialement l'augmentation et la forme de la matité précordiale, dans la péricardite avec épanchement : la percussion fournit ici des renseignements de premier ordre.

Dans les cardiopathies chroniques, les variations de la matité cardiaque sont très nombreuses et très importantes. Sans entrer, dès à présent, dans le détail, nous dirons, cependant, que l'augmentation de volume des cavités droites produit l'augmentation transversale de la matité, avec refoulement de la pointe en dehors ; fréquemment, l'oreillette droite, distendue, déborde le bord droit du sternum. Au contraire, l'augmentation de volume des cavités gauches, comme celle de l'insuffisance aortique, par exemple, se traduit par une augmentation de la matité, surtout dans le sens vertical. En cas d'asystolie ou de myocardite chronique, on trouve, ordinairement, un accroissement portant à la fois sur les deux diamètres ; la matité précordiale atteint, en cas de myocardite chronique, des dimensions parfois énormes ; on la voit atteindre 20 centimètres dans les deux sens.

Il est souvent utile de compléter la percussion par la recherche de la matité déterminée, surtout en cas de lésion mitrale, par l'*oreillette gauche dans le dos*. Normalement l'oreillette gauche est tout entière cachée par la colonne vertébrale ou du moins la déborde à peine ; mais lorsqu'elle se dilate, sous l'influence de la stase qui se produit en amont d'une lésion chronique de la valvule mitrale, une percussion profonde permet de constater à gauche du rachis une zone de matité qui peut atteindre en largeur 7 centimètres et occuper tout l'espace compris entre le rachis et le bord spécial de l'omoplate.

Il ne faut jamais négliger cette recherche ; elle est, surtout au cours des affections mitrales, d'un grand secours pour le pronostic, en indiquant si les lésions sont, ou non, compensées, et en permettant d'évaluer le degré et les variations de la stase sanguine.

Enfin, la percussion donne un autre renseignement important : chez les artério-scléreux, la sclérose peut atteindre, d'une façon prédominante, la

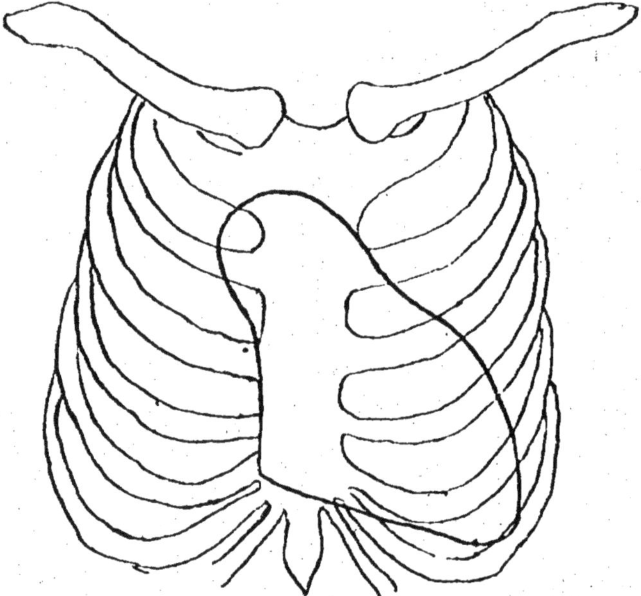

Fig. 3. — Aspect de la matité relative, en cas d'aortite chronique.

crosse aortique; en cas *d'aortite chronique*, la percussion dénote une matité de forme spéciale (fig. 3).

On trouve une augmentation de volume du cœur, mais, en même temps, la portion ascendante, qui, normalement cachée derrière le sternum, échappe à la percussion, se dilate, si bien qu'on trouve à la base du cœur une matité débordant, plus ou moins, le bord droit du sternum, et remontant plus ou moins haut jusqu'à la deuxième côte, ou même davantage. Cette matité, surajoutée à celle du cœur, la coiffe à la manière du *cimier d'un casque de pompier*. Cette forme spéciale de la matité précordiale, due à la dilatation de la crosse aortique, et la surélévation des sous-clavières, due à son allongement, sont, d'après M. Potain, caractéristiques, et indiquent, à coup sûr, une aortite aiguë et, surtout, une aortite chronique. La constatation de cette dernière offre une grande importance, car elle s'accompagne souvent d'une complication redoutable, l'*athérome des coronaires*, c'est-à-dire qu'elle implique une menace perpétuelle de mort rapide, par angine de poitrine, ou infarctus cardiaque. En outre, elle s'accompagne, à peu près toujours, d'un certain degré de sclérose du myocarde, et rend compte de certaines hypertrophies, qu'on serait tenté, au premier abord, de croire idiopathiques.

Il faut bien reconnaître, cependant, que la percussion montre parfois une augmentation de la matité cardiaque, due à une hypertrophie indépendante de toute lésion cardiaque. Nous y reviendrons à propos des myocardites chroniques.

M. Bianchi avait proposé l'emploi de la *percussion, auscultée* à l'aide d'un instrument spécial, qu'il appelait le *phonendoscope*, et dont le principe consiste essentiellement à amplifier, au moyen d'une caisse de résonnance, les vibrations pro-

duites par le frôlement léger d'une tige métallique
sur la peau. Ces vibrations sont transmises à
l'oreille par l'intermédiaire d'un tube en caoutchouc. Nous n'insistons pas sur ce procédé, dont
les résultats ne sont, en aucune façon, supérieurs
à ceux de la percussion ordinaire.

4º Auscultation. — C'est la méthode la plus
importante d'examen du cœur, c'est elle qui fournit les renseignements les plus nombreux et les
plus intéressants.

On peut pratiquer l'auscultation, soit avec l'o-
reille appliquée directement sur le thorax, dont
elle n'est séparée que par un linge non empesé.
On peut, aussi, se servir d'un *stéthoscope*. Il faut
le choisir assez long; son pavillon doit mesurer de
2 à 3 centimètres de large. Les stéthoscopes d'une
seule pièce, en bois ou en métal, sont les meilleurs.
Le stéthoscope a l'avantage de permettre une localisation plus précise des sensations perçues : on
n'entend qu'un bruit à la fois, ce qui est précieux,
lorsqu'il existe plusieurs souffles cardiaques, ou
bien des bruits respiratoires d'une intensité exagérée. Le sthétoscope est encore utile pour l'auscultation de la pointe, chez la femme, où la présence
de la mamelle rend difficile l'application exacte
de l'oreille. Par contre, le stéthoscope transmet
mal les sensations tactiles; il ne faut pas l'employer, par exemple, lorsqu'on veut entendre un
bruit de galop, qui est une sensation plutôt tactile
qu'auditive.

A *l'état normal*, l'oreille, appliquée sur la région précordiale, perçoit deux bruits, qui se reproduisent à chaque révolution cardiaque dans l'es-

pace de temps compris entre deux pulsations radiales.

Le premier bruit est sourd, prolongé. Son maximum se trouve au niveau de la pointe du cœur. Ce bruit coïncide exactement, avec l'ébranlement brusque, qui termine le choc de la pointe, et avec la pulsation radiale : il est donc *systolique*. On admet, généralement, avec M. Potain, qu'il est dû à l'accolement brusque des deux valves de la mitrale, au début de la systole ; les vibrations dues à la contraction musculaire du cœur, et peut-être aussi la tension des piliers, contribuent à le produire.

Le second bruit est séparé du premier par un *silence* extrêmement court, pendant lequel la systole, commencée au moment où le premier bruit se produit, a le temps de s'achever ; ce silence est très court, correspondant à peu près à un cinquième de seconde, puis on perçoit un *second bruit*. C'est un claquement bref, clair, dont le maximum est perçu au niveau de l'extrémité sternale des deuxièmes espaces intercostaux droit et gauche ; on l'attribue, généralement, à la retombée brusque des valvules sigmoïdes de l'aorte et de l'artère pulmonaire, sous l'influence de la pression artérielle, qui s'exerce brusquement alors que le cœur, aussitôt après la systole, revient sur lui-même, produisant une véritable aspiration.

Enfin ce second bruit est suivi d'un silence, que sa longue durée relative fait appeler le *grand silence*, par opposition au *petit silence*, interposé entre les deux bruits.

L'ensemble peut être comparé à une mesure à trois temps, dont le premier est occupé par le premier bruit ; le second, par le petit silence et le second bruit ; le troisième, par le grand silence. Chez le fœtus, la durée des deux bruits est égale, ainsi que celle des deux silences ; le rythme du cœur peut alors être comparé au tic-tac d'une pendule. M. Huchard a donné le nom d'*embryocardie* à ce rythme spécial qu'on peut retrouver, chez l'adulte, dans certaines circonstances, encore mal connues.

Les bruits du cœur, confondus jusque vers l'âge de dix ou douze ans, ne sont pas entendus au même endroit, chez l'adulte : ils présentent des foyers maxima qui, remarquons-le, ne sont pas situés au point même où les bruits prennent naissance.

Le premier bruit, dû à la fermeture de la mitrale, s'entend surtout à la pointe vers laquelle il se propage ainsi, parce que la pointe est en contact plus intime avec la paroi thoracique et aussi, parce que la valvule mitrale représente un cône, dont le sommet est bien rapproché de la pointe. En outre, on trouve un second maximum au niveau de l'appendice xyphoïde ; ce maximum, moins net que celui de la pointe, est dû à la systole du ventricule droit.

Le second bruit, dû au claquement des valvules sigmoïdes aortiques et pulmonaires, se produit par conséquent plus bas que le point où on l'entend le mieux. Faisons remarquer en outre qu'il existe, au niveau des deuxièmes espaces intercostaux, deux maxima situés, l'un à droite, l'autre à gauche du sternum. C'est qu'en effet les vibrations produites par l'accolement des valvules sigmoïdes se propagent dans la direction de l'aorte et de l'artère pulmonaire, et sont entendues au point où ces vaisseaux sont le plus rapprochés de la paroi thoracique.

Les bruits cardiaques se reproduisent de 60 à 80 fois par minute.

Nous laisserons de côté, pour le moment, l'étude des *altérations du rythme cardiaque*, qui font plutôt partie de la séméiologie du pouls, pour ne nous occuper, en ce moment, que des modifications que peuvent présenter les bruits normaux du cœur, et des bruits anormaux, qui peuvent leur être surajoutés.

Les *bruits normaux* peuvent être *modifiés dans leur timbre* ou *dans leur intensité*.

Les modifications de l'*intensité* sont dues, pour le premier bruit, surtout aux variations de la contraction ventriculaire : le bruit est plus fort, d'une manière générale, lorsque le ventricule se contracte énergiquement ; il est diminué d'intensité, lorsque le cœur faiblit. Toutefois, cette règle souffre de nombreuses exceptions. Suivant la remarque de M. Potain, on voit, parfois, surtout en cas de néphrite interstitielle chronique, un choc précordial énergique, et une hypertrophie ventriculaire considérable coïncider avec un premier bruit faible, à peine perceptible.

Les modifications d'intensité du second bruit sont, au contraire, en rapport avec les variations de la tension sanguine, plutôt qu'avec l'énergie de la contraction cardiaque. Le claquement aortique prend une intensité toute particulière, dans les affections où la tension sanguine est augmentée, dans la grande circulation : l'artério-sclérose, le mal de Bright, le diabète. Au contraire, il s'affaiblit dans les états fébriles, alors que la pression artérielle diminue. Le claquement pulmonaire augmente, de même, lorsqu'il y a hypertension dans la petite circulation, dans les affections mitrales, ayant dépassé la période de compensation, par exemple.

Les *modifications de timbre* des bruits normaux sont subordonnées à l'état des valvules. Le premier bruit s'assourdit en cas d'endocardite aiguë; il devient, au contraire, extrêmement dur, dans le rétrécissement mitral, alors que les valves de la mitrale sont devenues rigides, indurées. Le bruit aortique devient éclatant, clangoreux, lorsque les valvules sigmoïdes de l'aorte sont indurées par l'athérome : les bruits normaux disparaissent, plus ou moins, en cas d'insuffisance valvulaire.

Avant d'étudier les bruits surajoutés aux bruits normaux, nous allons dire un mot du *dédoublement des bruits normaux*. Il est constitué par la succession des bruits des deux cœurs, qui, normalement, sont absolument synchrones.

Le dédoublement du deuxième bruit est particulièrement fréquent. A l'état normal, il est souvent occasionné par les modifications de la tension sanguine, sous l'influence des mouvements respiratoires et s'entend à la fin de l'inspiration et au début de l'expiration. Il augmente sous l'influence des troubles vaso-moteurs déterminés par un nervosisme exagéré, et s'entend, souvent, au début d'un examen, sous l'influence de l'émotion, pour disparaître ensuite rapidement.

A l'état pathologique, le second bruit est dédoublé dans toutes les affections susceptibles de détruire l'équilibre de la tension artérielle dans la grande et dans la petite circulation, c'est-à-dire dans le rétrécissement mitral, la symphyse du péricarde, et toutes les affections pulmonaires susceptibles d'augmenter notablement la tension sanguine dans la petite circulation. Le dédoublement du premier bruit n'est pas rare, sa signification est totalement inconnue.

Les *bruits surajoutés aux bruits normaux* sont de deux ordres : ils peuvent être un *bruit de galop*, ou bien des *souffles*.

Le *bruit de galop* est dû à l'adjonction, pendant la présystole, d'un bruit sourd, surajouté aux bruits normaux, qui prennent ainsi le rythme du galop d'un cheval. Le bruit surajouté est un bruit sourd, coïncidant avec un soulèvement présystolique anormal de la pointe du cœur, c'est une sensation tactile plutôt qu'une sensation auditive (Potain).

Le plus important est le bruit de galop gauche, qu'on entend un peu à droite et au-dessus de la pointe. Il est particulièrement net et particulièrement fréquent dans la néphrite interstitielle chronique. D'après M. Potain, il est produit par la distension brusque du ventricule, pendant sa diastole, alors que le tonus du myocarde est affaibli, et que la tension sanguine est augmentée ; il indique donc, non pas l'hypertrophie, mais l'insuffisance et la dilatation du cœur gauche. On l'observe encore dans les péricardites ou les myocardites chroniques, quelquefois dans les néphrites aiguës, ou dans certaines maladies infectieuses.

De même, on peut entendre un galop droit, surajouté au bruit tricuspidien, et perçu au voisinage de l'appendice, dans tous les cas où le ventricule droit se laisse brusquement dilater.

Il est facile de distinguer le dédoublement du premier bruit des bruits de galop; ceux-ci présentent leur maximum à côté des bruits normaux ; les deux bruits qui les constituent sont réunis, soit au voisinage de la pointe, soit près de l'appendice xyphoïde.

Nous ne ferons que signaler le *claquement d'ouverture de la mitrale*, signalé par M. Potain, dans le rétrécissement mitral, à propos duquel nous le retrouverons.

Les *souffles du cœur* se divisent en deux catégories, suivant qu'ils relèvent d'une lésion organique du cœur, ou bien sont anorganiques.

Nous serons brefs sur les *souffles organiques*, que nous aurons à étudier, en détail, à propos des lésions qui les déterminent. Rarement dus aux vibrations d'une portion indurée de la paroi cardiaque ils relèvent, presque toujours, de l'insuffisance ou du rétrécissement, produits par une lésion valvulaire chronique, et sont tous dus au passage d'une ondée sanguine à travers le point rétréci. Ils offrent les caractères communs suivants : ils commencent ou finissent avec les bruits normaux, présentent leur maximum au niveau des foyers des bruits normaux, et se propagent de là en des directions invariables pour le même souffle, et que nous indiquerons à propos de chacun d'eux.

Leur intensité est en rapport avec l'énergie des contractions du myocarde ; leur tonalité est d'autant plus élevée que l'orifice rétréci est plus étroit ; les insuffisances et les rétrécissements larges donnent lieu à des souffles graves, presque aphones.

Enfin, leur timbre varie suivant la nature de la lésion qui leur a donné naissance. Les souffles des rétrécissements, c'est-à-dire les souffles systoliques, sont plutôt des roulements ; leur timbre est plus rude que celui des souffles diastoliques ; ils sont parfois râpeux, s'accompagnant de vibrations perceptibles à la main, sous forme de frémissement certain. Au contraire, les souffles systoliques, c'est-à-dire les souffles d'insuffisance, sont plus doux, moins rudes. Ajoutons que les souffles systoliques se renforcent à mesure qu'on approche de la systole, c'est le contraire pour les souffles diastoliques, qui vont en diminuant progressivement.

Les *souffles anorganiques* s'entendent principalement au niveau de l'infundibulum de l'artère pulmonaire, dans la région préventriculaire gauche ; enfin, en dehors de la pointe, c'est-à-dire, dans la région parapexienne. Ils sont toujours mésocardiaques, ne présentant jamais leur maximum d'intensité au niveau même des foyers des bruits normaux du cœur. En outre, ils ne se produisent jamais au moment même où s'entendent les bruits normaux, moins bien, dans deux intervalles, c'est-à-dire qu'ils sont mésosystoliques.

Ces souffles ont encore, pour caractères, leur diffusion, qui les rend difficiles à localiser exactement ; dans bien des cas, leur absence de propagations lointaines, enfin, leur variabilité. Ils disparaissent, souvent, au cours d'un examen, soit spontanément, à mesure que l'émotion du malade diminue, soit sous l'influence des changements de position ; enfin, ils varient d'un jour à l'autre.

La pathogénie de ces souffles a été discutée : actuellement, on admet généralement, avec M. Potain, que ces souffles sont d'origine pulmonaire. La chose est évidente pour un certain nombre, qui disparaissent lorsqu'on prie le malade de changer sa manière de respirer ; mais d'autres sont intimement liés aux contractions cardiaques. On les observe dans tous les cas où celles-ci sont exagérées, et souvent aussi, plus rapides ; par exemple, chez les nerveux, sous l'influence d'une émotion, ou bien au cours du rhumatisme articulaire aigu, de l'anémie, de la chlorose, du goitre exophtalmique.

Ces souffles sont dus à ce que les contractions énergiques du myocarde produisent, dans certaines conditions, de rapides modifications de volume de la languette pulmonaire précordiale.

Nous ne ferons que signaler, en terminant, le *frottement péricardique*, sur lequel nous aurons à revenir à propos de la péricardite aiguë, et le *bruit de moulin* de Bricheteau, qui se produit lorsque le péricarde contient un mélange de gaz et de liquide.

§ II. — EXAMEN DES VAISSEAUX

On doit toujours examiner aussi complètement que possible les diverses parties du système circulatoire, c'est-à-dire, les artères, les grosses veines ; en outre, il faut, par un examen minutieux des principaux organes, tâcher de se rendre compte de l'état des petits vaisseaux.

1° Séméiologie du pouls. — Les signes artériels présentent leur maximum de netteté, au niveau de la radiale, artère superficielle assez volumineuse, et susceptible d'être comprimée entre le doigt et un plan résistant.

Normalement le doigt, explorant le trajet de la radiale, perçoit une série de soulèvements isochrones à la systole cardiaque ; ce sont les *pulsations artérielles*.

Leur amplitude et leur énergie sont très variables ; la première est ordinairement en raison inverse de la pression artérielle ; les pulsations sont particulièrement amples dans les états fébriles où la pression artérielle est considérablement affaiblie. L'énergie de la pulsation n'est pas toujours proportionnelle à son amplitude ; souvent le pouls est à la fois petit et dur. Généralement, les deux radiales présentent des pulsations égales comme énergie ; l'inégalité des deux pouls s'observe, en cas d'anévrysme de la crosse de l'aorte, ou bien de tumeur du médiastin comprimant l'aorte.

Kussmaul a signalé le *pouls paradoxal*, diminuant d'énergie pendant l'inspiration, au point de n'être, quelquefois, plus perçu : on l'observe non seulement, comme le croyait cet auteur, en cas de péricardite chronique et de médiastinite enserrante, mais dans toutes les affections des voies respiratoires, qui apportent une gêne à l'inspiration, et dans certains cas de dilatation, avec affaiblissement marqué du myocarde.

Le sphygmographe permet d'apprécier, mieux encore que le palper simple, les caractères de la pulsation radiale.

Normalement (fig. 4), chaque pulsation est caractérisée, sur le tracé, d'abord par une ligne d'ascension brusque, presque verticale, à laquelle fait suite aussitôt une ligne de descente moins rapide, c'est-à-dire oblique, présentant une série d'ondulations, qui, dans le cas où le pouls est ample, sont perçues au palper, sous forme d'un brusque ressaut, constituant ce qu'on appelle le *dicrotisme du pouls*. Ce ressaut coïncide avec l'occlusion des valvules sigmoïdes de l'aorte, dont il paraît être le retentissement.

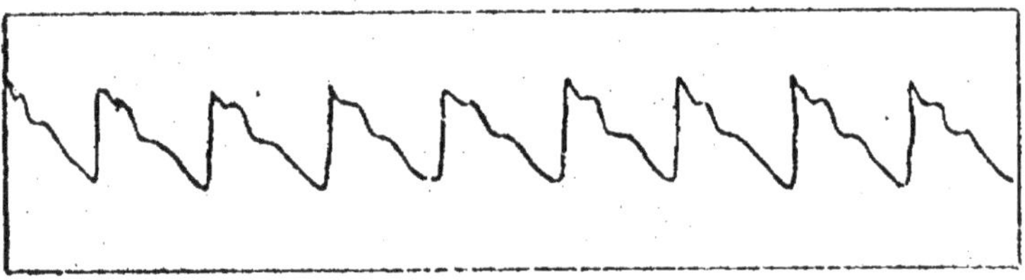

Fig. 4. — Tracé sphygmographique du pouls normal.

Pathologiquement, le tracé sphygmographique présente de nombreuses variations dont quelques-unes sont très importantes pour le diagnostic :

Nous étudierons le pouls de l'insuffisance aortique à propos de cette maladie.

En cas d'athérome, la ligne d'ascension est peu élevée, et séparée de la descente par une ligne horizontale, le *plateau de l'athérome*. En même temps, l'artère radiale est, au palper, dure et sinueuse.

L'étude de la *pression artérielle* fournit d'utiles renseignements.

On la mesure à l'aide du *sphygmomanomètre de M. Potain* (fig. 5), composé d'un manomètre métallique communiquant, par l'intermédiaire d'un

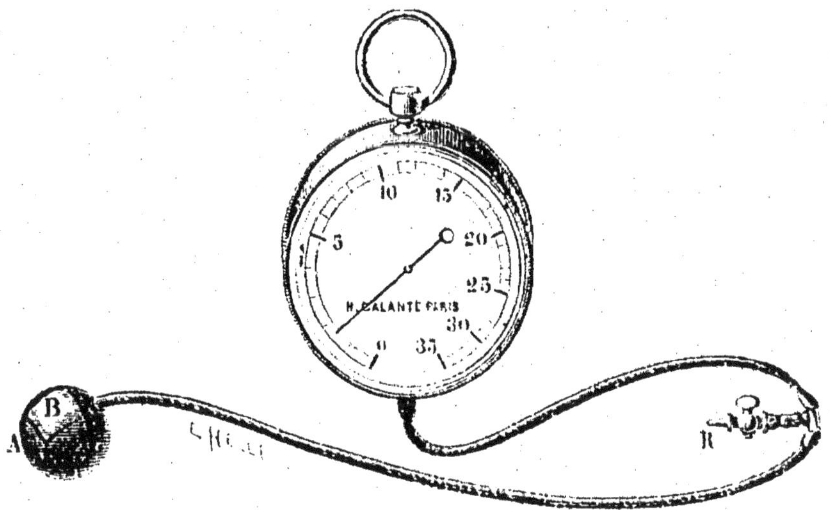

Fig. 5. — Sphygmomanomètre de M. Potain.

tube en caoutchouc (fig. 5; A), avec une ampoule également en caoutchouc, et dont l'une des parois est très amincie (fig. 5; B). Après avoir établi dans l'appareil une pression de quelques centimètres de mercure en y insufflant une petite quantité d'air à l'aide d'une poire accessoire que l'on peut ajouter au tube par l'intermédiaire du robinet R, on applique la partie amincie de l'ampoule sur l'artère radiale à explorer. En même temps, on comprime fortement l'artère au-dessous, avec le médius de la main gauche, de manière à supprimer toute ondée sanguine récurrente. Plaçant ensuite l'index gau-

3.

che entre le médius et l'ampoule du sphygmomanomètre, on comprime lentement celle-ci avec l'index de la main droite, de manière à interrompre
complètement, au-dessous, les pulsations artérielles. Dès qu'on est arrivé à ce résultat, on lit sur
le cadran de l'instrument la valeur de la pression
artérielle, exprimée en centimètres de mercure.

La pression radiale est, normalement, de 18 centimètres de mercure environ.

Pathologiquement, elle s'abaisse sous l'influence
de causes diverses :

L'asystolie s'accompagne généralement d'hypotension. Mais la tuberculose pulmonaire dès son début produit une hypotension extrême ; la pression
devient inférieure à 13 centimètres de mercure, ce
qui est un excellent signe de tuberculose, car, d'a-
près M. Potain, dans aucune affection chronique
et apyrétique, l'hypotension n'est aussi marquée.

Par contre, la pression est plus élevée que de
coutume dans l'artério-sclérose. Elle atteint son
maximum en cas de diabète ou de néphrite chronique interstitielle, où l'on trouve, couramment,
une pression de 25 à 30 centimètres de mercure.

Mais il faut bien savoir que les résultats diffèrent suivant les observateurs, lorsque la technique
n'est pas rigoureuse.

En outre, physiologiquement la pression artérielle s'accroît pendant le sommeil. Elle est également
ment plus forte dans le décubitus que dans la station verticale.

Il nous reste à étudier les *variations de rythme*
du pouls, dont les battements peuvent être *accélérés, ralentis* ou *irréguliers.*

On compte, normalement, de 60 à 80 pulsations par minute; ce chiffre est exagéré chez le vieillard, et s'élève à 75 ou 80; chez l'enfant au-dessous de 5 ans, le pouls bat à 100 pulsations environ, et s'élève à 130, pendant la première année.

Le pouls est plus fréquent chez la femme; sa rapidité est en raison inverse de la taille.

L'accélération du pouls, ou *tachycardie*, s'observe, à l'état normal, après les repas, les efforts physiques ou intellectuels, ou toutes les causes susceptibles d'élever la pression artérielle.

Pathologiquement elle s'observe dans tous les états fébriles, et même pendant la convalescence. On voit souvent alors une accélération de 30 à 40 pulsations se produire, pour peu que le sujet passe de la position couchée à la station verticale. Cette tachycardie semble attribuable à l'état d'hypotonie des petits vaisseaux.

On observe de même une certaine tachycardie dans les anémies, la chlorose.

Enfin M. Faisans a signalé l'accélération habituelle du pouls, comme étant un signe précurseur de la tuberculose pulmonaire; elle indiquerait une forme éréthique et rebelle, et serait donc d'un fâcheux augure.

Dans le rhumatisme chronique, on observe, de temps en temps, des crises de tachycardie pendant lesquelles le pouls bat de 110 à 120 fois par minute. Il en est de même dans les névroses (hystérie, épilepsie, goîtres, cardiopathies).

Au cours des cardiopathies chroniques, la tachycardie est, comme nous le verrons, fréquente dans la myocardite chronique; on l'observe habituellement dans l'artério-sclérose.

Il en est de même dans la néphrite interstitielle. Elle accompagne d'ordinaire les dilatations aiguës du cœur.

Enfin, il convient de placer à part la *tachycardie paroxystique essentielle*. Elle est caractérisée par l'apparition, sans cause appréciable, de crises de tachycardie, pendant lesquelles le nombre des pulsations radiales peut atteindre 200 à la minute. Ces crises s'accompagnent fréquemment de pâleur, d'une légère dyspnée, de palpitations. Pendant la crise, on ne perçoit, à l'auscultation du cœur, rien d'anormal, sinon la tachycardie; on constate souvent le dédoublement physiologique du second bruit, et le rythme fœtal, signalé par M. Huchard. Puis, la crise se termine après un temps variable, après une durée variant de quelques heures à quelques jours.

La guérison est la règle, mais l'accès peut se terminer par une syncope mortelle, ou bien, lorsque sa durée dépasse 4 ou 5 jours, on peut voir apparaître une crise d'asystolie aiguë, généralement transitoire.

Les crises se reproduisent à intervalles variables. Pendant l'intervalle qui les sépare, le malade paraît bien portant, parfois, cependant, un peu neurasthénique.

L'affection est incurable; les accès tendent au contraire à se rapprocher : ils surviennent à l'occasion des écarts de régime, du surmenage.

La pathogénie de cette curieuse affection nous est encore inconnue. M. Bouveret l'attribue à une névrose du pneumogastrique, M. Debove, à une névrose bulbaire. M. Chauffard l'a vue se produire au cours de l'aortite chronique, avec lésions des pneumogastriques.

Le *ralentissement du pouls*, ou *bradycardie*, peut s'observer à l'état normal, d'une manière transitoire ou permanente. Après l'accouchement et pendant une période dont la durée varie de 1 à 12 jours, les pulsations du pouls s'abaissent fréquemment ; on n'en compte plus que 55 à 60 à la minute. La *bradycardie permanente* s'observe assez souvent chez des sujets de grande taille ; on connaît également le cas célèbre de Napoléon Ier, chez lequel Corvisart ne put jamais compter plus de 40 pulsations à la minute.

Le ralentissement pathologique du pouls est moins fréquent que son accélération. On l'observe dans les formes toxiques des maladies infectieuses telles que la diphtérie, et surtout la grippe. Dans la méningite tuberculeuse, le ralentissement, succédant à une courte période d'accélération, présente une grande valeur diagnostique. On observe de même un certain degré de bradycardie dans le cas de tumeur, ou d'abcès du cerveau ; on l'a signalée après certaines fractures de la colonne cervicale. Enfin, le ralentissement du pouls peut être parfois le résultat d'un phénomène réflexe ; on l'observe à la suite de névralgies périphériques intenses, au cours des crises gastralgiques du tabès, qui, plus souvent, s'accompagnent de tachycardie : on l'a signalée après un traumatisme violent, du creux épigastrique. Enfin, *la digitale produit, surtout à hautes doses, de la bradycardie.*

Le *pouls lent permanent*, ou *maladie de Stokes-Adams*, est un syndrôme caractérisé par une lenteur habituelle du pouls, qui bat à 40 par minute, avec, de temps en temps, des crises de bradycardie paroxystique, pendant lesquelles le pouls tombe à 20 pulsations par minute, ou même s'abaisse à 15 pulsations. Ce ralentissement extrême s'accompagne de dyspnée, de crises syncopales, apoplectiformes ou épileptiformes, qui peuvent se terminer par la mort. La durée est de plusieurs années, souvent moins ; les crises se répètent à intervalles irréguliers ; parfois, elles sont distantes l'une de l'autre de plusieurs mois. Puis le malade succombe, soit dans une crise de bradycardie, ou bien emporté par une des manifestations de l'artério-sclérose.

En effet, le pouls lent permanent s'observe surtout chez des vieillards atteints d'artério-sclérose généralisée, ce qui avait conduit Stokes à l'attribuer à la dégénérescence graisseuse du cœur. Mais on l'observe aussi dans d'autres circonstances : à la suite de traumatismes du bulbe, par fracture de la colonne cervicale, ou bien dans le cours de certaines maladies infectieuses, telles que la scarlatine, la diphtérie. Il semble donc, actuellement, que son origine doive être cherchée dans une lésion du bulbe, qui, dans l'artério-sclérose généralisée, ne serait autre que les troubles circulatoires engendrés par l'athérome bulbaire. On l'a enfin rencontré en cas de lésions des pneumogastriques.

L'examen du cœur montre qu'il ne s'agit pas d'une bradycardie vraie ; pendant les crises, les battements du cœur sont beaucoup plus fréquents que ceux du pouls ; une seule systole sur deux ou trois détermine une pulsation radiale. Il s'agit donc, en réalité, d'un syndrôme caractérisé par une série de faux pas du cœur, se reproduisant suivant un certain rythme.

L'arythmie ou irrégularité du pouls peut porter à la fois sur le nombre, l'intervalle, la force de ses battements, ou bien sur un seul de ces éléments, ce qui permet de distinguer une arythmie complète et une arythmie incomplète.

L'arythmie complète est particulièrement fréquente chez les enfants et les vieillards. On l'observe à la suite d'efforts, d'émotions, de troubles dyspeptiques ; elle forme un des éléments du syndrôme connu sous le nom de palpitations angoissantes des neurasthéniques, ou des dyspeptiques. On l'observe dans l'intoxication par le tabac, et dans les formes toxiques des maladies infectieuses ; enfin, dans certaines affections des centres nerveux ou de leurs enveloppes, parmi lesquelles nous citerons la méningite tuberculeuse.

Au cours des cardiopathies aiguës, elle s'observe toutes les fois qu'il y a imminence de collapsus cardiaque, c'est-à-dire pendant la période terminale des myocardites et des péricardites aiguës. Cependant, elle semble bien, dans quelques cas, être produite par la seule irritation du péricarde.

Au cours des cardiopathies chroniques, l'arythmie peut être transitoire ou permanente. Transitoire, elle relève ordinairement, soit d'une cause réflexe, telle qu'un trouble dyspeptique, soit de l'asystolie.

Elle semble aussi parfois traduire la défaillance momentanée du cœur ; M. Huchard invoque cette pathogénie pour expliquer l'arythmie transitoire des sujets artério-scléreux, atteints de rétrécissement mitral.

L'arythmie permanente est habituelle au cours des myocardites chroniques. Toutefois, son importance diagnostique est discutée, certains auteurs en font un signe de premier ordre, tandis que d'autres disent qu'elle peut exister en dehors de toute myocardite. En fait, son degré est loin d'être toujours proportionné à la gravité des lésions.

L'arythmie complète atteint, avons-nous dit, le nombre, la force, l'intervalle des battements du cœur : nous allons dire en quoi elle consiste, en étudiant les arythmies incomplètes, qui n'atteignent qu'un seul de ces trois éléments.

Les *intermittences* du pouls vont nous fournir un premier exemple. Tantôt il s'agit *d'intermittences fausses*, caractérisées par l'absence à l'artère radiale de certaines pulsations qu'on retrouve au cœur. Cela est dû à une contraction avortée, ou *faux pas du cœur*.

D'autres fois, l'intermittence est vraie, la systole cardiaque, faisant par moments défaut, en même temps que la pulsation radiale.

L'intermittence, vraie ou fausse, est une arythmie de nombre ; elle peut être régulièrement rythmée, se reproduisant, par exemple, toutes les deux ou trois systoles.

On l'observe surtout chez les vieillards atteints de cardio-sclérose, ou bien pendant la période d'état, ou la convalescence de certaines maladies infectieuses.

Le *rythme couplé* ou *pouls bigéminé* est une arythmie qui porte à la fois sur l'intervalle et la force des battements cardiaques. De temps en temps, existe une systole forte, immédiatement suivie d'une autre, très rapprochée et très faible, si bien que la pulsation radiale correspondante peut faire défaut. Parfois, la systole suivante est encore affaiblie, le pouls est alors *trigéminé.* Puis, les pulsations radiales et les battements du cœur redeviennent normaux pendant un temps variable, l'arythmie se reproduit ensuite, parfois avec une certaine régularité.

Le rythme couplé peut engendrer certaines bradycardies; on le rencontre au cours des crises du pouls lent permanent. On l'observe encore *après l'administration de la digitale à doses toxiques,* c'est-à-dire trop fortes ou trop prolongées, lorsque le cœur est atteint d'une myocardite chronique intense. Enfin, il existe sans lésion, chez des sujets atteints simplement de quelque trouble fonctionnel du système nerveux.

M. Potain l'attribue à la dissociation du rythme des ventricules et des oreillettes. Celles-ci continuent à battre normalement, tandis que les contractions ventriculaires, étant légèrement accélérées, se font à vide par moments, et deviennent alors insuffisantes pour provoquer une pulsation radiale.

Le *pouls alternant de Traube* consiste en la succession régulière d'une pulsation forte et d'une pulsation faible.

Enfin, MM. Bard et Philippe ont décrit sous le nom de *salves de battements* une arythmie caractérisée par la succession d'une série de petites pulsations plus rapprochées et d'une série de pulsations plus lentes. Les petites pulsations sont ordinairement irrégulières.

2° Signes veineux. — On les observe en cas de dilatation du cœur droit, dont ils indiquent l'insuffisance. On les constate surtout au niveau des jugulaires et du foie.

Au *niveau des jugulaires*, on peut constater, un affaissement décrit encore sous le nom de *collapsus des jugulaires*. Cet affaissement se produit, pendant la diastole, et à peu près uniquement, en cas de symphyse cardiaque, lorsque le cœur, dilaté d'une façon permanente, revient, brusquement, sur lui-même, à chaque diastole.

Plus souvent, on constate un certain degré de *gonflement des jugulaires;* il est particulièrement net au niveau de la jugulaire externe, qui atteint le volume du petit doigt.

Enfin, très souvent, les jugulaires, distendues, sont, en outre, animées de battements connus sous le nom de *pouls veineux.* Il faut distinguer le *pouls veineux vrai*, dû à l'insuffisance tricuspidienne, des *faux pouls veineux.* On le fait à l'aide des caractères suivants : le *pouls veineux vrai* est exactement *systolique ;* en outre, si on vient à comprimer la veine, à mi-hauteur, le gonflement persiste dans le segment inférieur. Au contraire, le faux pouls veineux n'est pas toujours univoque; on distingue: 1° un faux pouls veineux respiratoire; les veines se distendent à chaque expiration, et sont alors soulevées par les battements des artères sous-jacentes ; 2° un faux pouls veineux dû au soulèvement des jugulaires par les battements des artères sous-jacentes; 3° enfin un faux pouls veineux auriculaire, dû au reflux dans les jugulaires, pendant la présystole, d'une partie du sang que contient l'oreillette droite, en cas de stase veineuse considérable.

Nous ne ferons que signaler les souffles veineux de l'anémie et de la chlorose, qui n'ont aucun rapport avec les maladies du cœur.

Le foie peut être animé de *battements hépatiques*, comparables au pouls veineux jugulaire. Mais il faut distinguer le *vrai pouls veineux hépatique*, consistant en un soulèvement expansif du foie à chaque systole, et se produisant uniquement dans l'insuffisance tricuspidienne, alors que le foie est distendu par la stase veineuse du *faux pouls hépatique*, qui peut être présystolique, et dû au reflux du sang de l'oreillette droite pendant sa contraction, ou bien systolique, et dû au soulèvement, sans mouvement d'expansion, de l'organe, par l'aorte abdominale.

DEUXIÈME PARTIE

MALADIES INFLAMMATOIRES ET DÉGÉNÉRATIVES

Au cours des diverses infections ou intoxications auxquelles est exposé l'organisme en général, le cœur est très souvent le siège de lésions inflammatoires, qui, tout en atteignant d'ordinaire l'organe tout entier à la fois, prédominent cependant le plus souvent sur l'une de ses parties constituantes ; aussi peut-on distinguer des endocardites, des péricardites, enfin, des myocardites : chacune de ces localisations fera l'objet d'un chapitre spécial.

Le plus souvent, les lésions offrent d'abord une phase aiguë, puis, si la mort n'en est pas la conséquence rapide, l'inflammation diminue d'intensité et passe à l'état chronique. Nous suivrons dans notre étude l'ordre naturel et décrirons donc, pour chaque classe des maladies inflammatoires et dégénératives, d'abord les cardiopathies aiguës, puis les cardiopathies chroniques.

CHAPITRE PREMIER

LES PÉRICARDITES

§ I. — PÉRICARDITES AIGUES

Symptômes. — Nous prendrons comme type de notre description la *péricardite rhumatismale*, à cause de sa fréquence extrême, relativement aux autres variétés.

Elle apparaît, de préférence, au cours du rhumatisme grave, obéissant ainsi, le plus souvent, à la loi de coïncidence que Bouillaud avait formulée pour l'endocardite. Sa fréquence est plus grande chez les jeunes sujets, et lors de la première attaque du rhumatisme : on doit la craindre surtout lorsqu'il existe déjà d'autres manifestations viscérales, et, en particulier, une pleurésie gauche.

Rien n'est plus variable que ses *symptômes fonctionnels* qui peuvent n'apparaître que tardivement ou même faire complètement défaut pendant toute la durée de la maladie. Aussi est-elle souvent ignorée du malade, et peut-elle passer inaperçue du médecin, si celui-ci ne prend soin d'ausculter tous les jours attentivement le cœur des rhumatisants.

Tout d'abord, la péricardite est *sèche ;* les lésions inflammatoires produisent, à la surface de la séreuse, des rugosités, dont la traduction clinique est le *frottement péricardique* que l'on peut entendre à chaque révolution cardiaque.

L'oreille, appliquée sur la région précordiale, entend en effet dès le début de la péricardite, c'est-à-dire pendant le deuxième septenaire du rhumatisme, parfois plus tôt, un bruit anormal, surajouté aux bruits normaux du cœur. C'est une sensation comparable à celle que fournirait le froissement de la soie, du parchemin ; on l'a comparée encore au bruit formé par la prononciation aphone et gutturale de la syllabe Krr. Quelquefois enfin son intensité devient telle qu'il fatigue l'oreille qui ausculte : Laennec le comparait alors à un bruit de « cuir neuf », comme celui dû au froissement « d'une selle neuve sous le cavalier » : on le perçoit alors non seulement à l'oreille, mais même par la palpation : la main éprouve une sensation de frémissement, de « thrill », suivant l'expression des auteurs anglais.

Lorsqu'il est très intense, ce bruit s'entend dans toute la région précordiale, couvrant parfois les bruits normaux : d'ordinaire il est beaucoup plus discret et ne s'entend alors que dans la région *mésocardiaque*, c'est-à-dire au niveau des troisième et quatrième espaces intercostaux gauches, à leur partie la plus interne, ou sous le sternum. Il ne se propage que dans des limites très restreintes, contrastant en cela avec les souffles par lésion valvulaire ; suivant l'expression de Bouillaud, il « naît et meurt sur place »; il présente en outre un caractère superficiel qui le distingue encore des souffles par lésion valvulaire, qui sont des bruits profonds : il semble qu'il se produise, sous l'oreille, à fleur de peau.

Enfin, et c'est là un caractère important pour

le diagnostic, il est, suivant l'expression de M. Huchard, « à cheval sur les bruits du cœur, » c'est-à-dire qu'il s'entend au milieu de la systole ou de la diastole, et ne remplit complètement aucun des deux silences.

Tels sont les caractères propres au frottement péricardique : il présente de nombreuses variations individuelles, et chez le même sujet d'un jour à l'autre. Très doux chez l'enfant, il devient alors parfois fort difficile à distinguer des souffles valvulaires, en particulier du souffle aigu de l'insuffisance aortique, dont il peut simuler le timbre à s'y méprendre ; la tachycardie, normale dans le jeune âge, rend difficile l'appréciation exacte du moment où il se produit ; enfin, tous les bruits sont, chez l'enfant, superficiels à cause de la minceur des parois, et très rapprochés les uns des autres : on sait en effet qu'avant l'âge de 12 ans tous les bruits normaux sont perçus presque au même point sans distinction de foyers, comme chez l'adulte ; on conçoit que, dans ces conditions, le diagnostic puisse devenir fort difficile.

D'autres fois, le frottement prend un timbre piaulant, musical ; chez d'autres malades, il demeure tellement atténué qu'on ne l'entend que dans la position assise, ou en exerçant une certaine pression à l'aide du stéthoscope. Unique, le plus souvent, il peut être, d'autres fois, multiple ; on peut, par exemple, entendre deux frottements à chaque révolution cardiaque, l'un pendant la systole, l'autre pendant la diastole, ou même davantage.

Enfin, au cours d'un même examen, on peut artificiellement le faire varier, parfois d'une manière considérable. Toutes les conditions qui exagèrent l'énergie des contractions cardiaques, ou qui rendent plus intime l'accolement des deux feuillets du péricarde, augmentent l'intensité du frottement péricardique : il est plus net dans la position assise, et surtout lorsqu'on fait pencher le malade en avant, que dans le décubitus horizontal ; on l'accroît par une pression forte exercée par le stéthoscope sur le thorax : les efforts, l'émotion agissent dans le même sens, en augmentant l'énergie des contractions cardiaques : il est particulièrement net chez les individus dont le myocarde est vigoureux, s'affaiblit, au contraire, lorsque le cœur fléchit.

La respiration fait varier le frottement péricardique, mais elle agit de façon différente suivant son mode ; chez la femme, dont la respiration est du type costal, le frottement augmenterait pendant l'expiration ; le contraire est souvent observé chez l'homme, dont la respiration est surtout diaphragmatique.

Les variations d'un jour à l'autre ne sont pas moins considérables, mais peuvent, dans une certaine mesure, servir à présumer de la marche des lésions.

En effet, le frottement s'accroît progressivement les premiers jours, à mesure que la lésion se constitue ; sa disparition graduelle annonce la résolution, ou bien le passage à la seconde période de la maladie.

Celle-ci est caractérisée par l'apparition d'un *épanchement* séro-fibrineux, qui distend peu à peu la séreuse, amenant la disparition du souffle, à mesure qu'il détruit l'accolement des deux feuillets du péricarde. Mais, en ce cas, tandis que le frottement disparaît, se montrent d'autres symptômes dus à l'accumulation de liquide dans la cavité péricardique.

Le premier bruit du cœur s'assourdit peu à peu : il devient lointain, peu net ; le choc systolique de la pointe n'est plus perceptible au palper ; peu à peu, le deuxième bruit s'atténue à son tour. En même temps, la percussion dénote un accroissement progressif de la matité cardiaque : tout d'abord, cette augmentation occupe la région de la pointe, où la matité descend plus bas et s'étend plus vers l'aisselle, que normalement ; et cependant le choc de la pointe est perçu en dedans du mamelon, et remonte peu à peu vers le quatrième espace intercostal à mesure que la quantité de liquide augmente.

Mais bientôt l'épanchement, devenu plus considérable, occupe toute la hauteur du péricarde, refoulant le cœur en haut et en arrière. C'est alors que la matité précordiale prend des dimensions tout à fait insolites. Elle atteint couramment de 16 à 18 centimètres dans les deux sens, s'étendant du 2ᵉ espace intercostal gauche au 8ᵉ, et transversalement de l'aisselle gauche à la ligne parasternale droite ; elle prend alors une forme spéciale ; son bord gauche présente, au niveau de la 3ᵉ côte, une dépression connue sous le nom « d'encoche de Sibson », du nom de l'auteur qui a, le premier, signalé cette particularité ; elle serait due, d'après certains anatomistes, à l'existence, en ce point, de fibres transversales renforçant la tunique fibreuse du péricarde, qui résiste ainsi mieux en ce point à la distension. M. Potain a comparé la forme de la matité à celle d'une brioche (fig. 6).

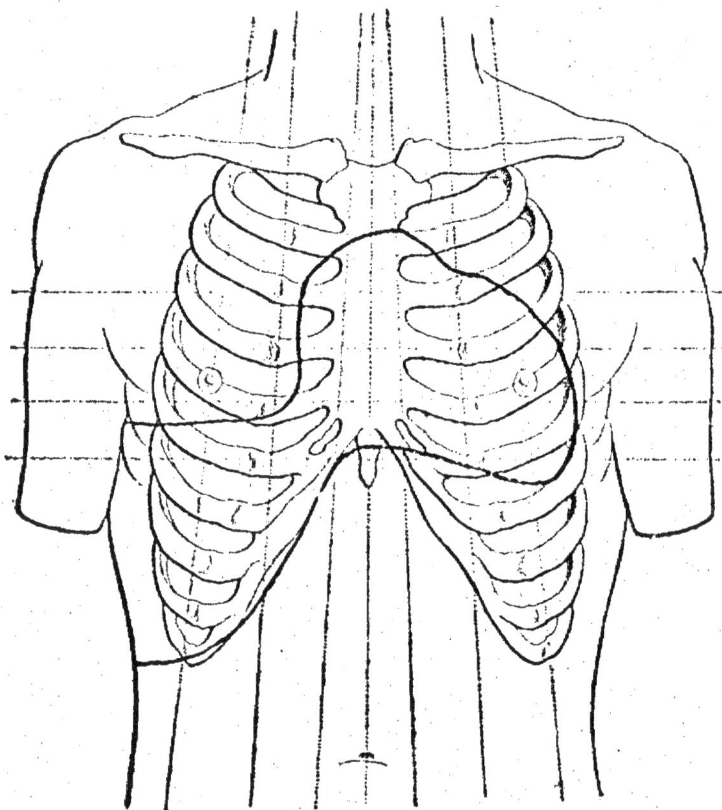

Fig. 6. — Matité fournie par la percussion du cœur
en cas de péricardite à grand épanchement.

Lorsque les choses sont en cet état, on peut observer une *poussure thoracique*, visible surtout
lorsqu'on regarde le thorax à jour frisant. Elle
occupe toute l'étendue de la région précordiale, et
est perceptible surtout chez l'enfant et la femme,

dont la cage thoracique est plus flexible que celle de l'homme; chez celui-ci, au contraire, et encore plus chez le vieillard, la voussure est un signe des plus inconstants et sur lequel il ne faudrait pas se baser pour apprécier la quantité du liquide épanché. Plus fréquemment que la voussure, on peut constater l'abaissement du diaphragme, refoulé par l'épanchement. Le poumon gauche est, lui aussi, comprimé; on trouve parfois à la gauche des signes de pneumonie ou de pleurésie, qui suivent fidèlement la marche de l'épanchement.

Ces symptômes de compression sont particulièrement nets chez l'enfant à thorax long et étroit.

Il est rare que la péricardite évolue sans déterminer quelques symptômes fonctionnels. Dès le début, le malade accuse, dans les deux tiers des cas au moins, une *douleur à la région précordiale* dont les caractères sont très variables. Tantôt c'est un simple endolorissement, exagéré momentanément par les mouvements, les efforts, le travail de la digestion, ou enfin la pression forte du stéthoscope; d'autres fois, c'est une douleur des plus intenses, continue, angoissante, empêchant le sommeil et faisant craindre au malade le moindre mouvement et l'exploration la plus douce. Son siège est, lui aussi, très variable, comme son intensité; parfois diffuse, et comparée simplement à une sensation de pesanteur précordiale, elle est souvent plus précise, et revêt tous les caractères d'une névralgie phrénique et intercostale, avec douleur à la pression sur les trajets nerveux, principalement sur celui du phrénique gauche (point interscalénique, bouton diaphragmatique de Guéneau de

Mussy); enfin on observe parfois de véritables crises d'*angine de poitrine*. Ces douleurs sont attribuables à la propagation de l'inflammation péricardique aux nerfs du voisinage : phrénique, intercostaux, plexus périaortiques.

D'ordinaire, ces névralgies ne sont pas sans amener un certain degré de dyspnée avec immobilisation du côté gauche du thorax comme dans une pleurésie.

Ces symptômes augmentent notablement dès qu'apparaît l'épanchement; la dyspnée devient alors quelquefois terrible : le malade est en orthopnée et ne peut plus respirer qu'assis, penché en avant ou même dans la position génu-pectorale. L'insomnie devient alors absolue.

On voit alors apparaître des symptômes attribuables à la compression mécanique qu'exerce autour de lui l'épanchement, comme le ferait une tumeur du médiastin. La compression s'exerce, en particulier, sur le cœur, dont les parties faibles, c'est-à-dire les oreillettes, et particulièrement la droite sont, comme l'a montré Fr. Franck, comprimées, gênées dans leur fonctionnement. Il en résulte une certaine tendance à l'asystolie avec diminution de la tension artérielle, petitesse du pouls, etc., stase veineuse, se traduisant par de la cyanose avec gonflement des jugulaires, augmentation de volume du foie, apparition de congestion aux deux poumons, ce qui vient encore accroître la dyspnée.

Parfois, enfin, existent d'autres signes appartenant aux tumeurs du médiastin en général; on a noté de la dysphagie, parfois si intense, dès le début, que Gendrin décrit une forme hydrophobique de la péricardite. Parfois le malade présente de la dysphonie avec raucité de la voix, et même des crises de suffocation attribuables à l'irritation du récurrent.

La péricardite rhumatismale évolue d'ordinaire sans phénomènes généraux bien spéciaux. Le début peut en être marqué par un léger accroissement de la fièvre : d'autres fois, il est annoncé par la disparition brusque des douleurs articulaires avec persistance de la fièvre.

MARCHE. DURÉE. TERMINAISONS. — Contrairement à la pleurésie, la péricardite ne dépasse souvent pas la première phase ou phase de siccité; elle est souvent caractérisée uniquement par le frottement, qui au bout de 8 ou 10 jours s'atténue et disparaît peu à peu. La péricardite légère et partielle est l'une des maladies les plus bénignes et guérit complètement sans laisser de traces.

Mais il en est autrement lorsque la péricardite est généralisée. Elle peut amener la mort, par syncope, angine de poitrine ou myocardite aiguë concomitante; elle est lente à guérir et laisse trop souvent, après elle, une péricardite chronique qui aboutit peu à peu à la symphyse du péricarde.

La péricardite avec épanchement dure, en moyenne, de 2 à 3 semaines; puis elle peut se terminer de deux façons : par la résorption, ou la mort.

La résorption de l'épanchement est annoncée par la diminution graduelle de la matité précordiale. Elle est moins rapide que ne l'avait été son accroissement: tandis qu'il suffit de 48 heures pour voir se produire un grand épanchement avec matité très étendue et encoche de Sibson ; il faut souvent une semaine, ou davantage, pour que la guérison soit complète. Celle-ci est annoncée par la réapparition du frottement péricardique, qui avait annoncé le début des accidents : la constatation de ce frottement de retour, suivant le terme consacré, est d'heureux augure, puisqu'elle annonce que les deux feuillets de la séreuse sont, de nouveau, accolés. A partir de ce moment, l'évolution est celle de la péricardite sèche généralisée.

La mort peut être due à la brusque compression des oreillettes amenant l'affaiblissement graduel du pouls, de la cyanose, de la dyspnée, et se terminant brusquement par syncope.

D'autres fois, la mort est due à des complications.

Parmi les *complications*, les unes atteignent le cœur lui-même ; elles sont dues à d'autres localisations cardiaques du rhumatisme. Souvent, l'endocardite accompagne la péricardite, mais, ce qu'il faut surtout craindre, c'est l'apparition d'une myocardite.

Fréquemment, dès le début de la péricardite, le muscle cardiaque fléchit, obéissant à la loi de Stokes. « Tout muscle sous-jacent à une séreuse enflammée est paralysé. » M. Potain fait remarquer qu'il est fréquent d'observer, au cours de la péricardite sèche, un certain degré d'affaiblissement de l'énergie cardiaque avec même une légère dilatation, et parfois un bruit de galop. L'apparition de l'arythmie indique des lésions plus profondes, qui, parfois, aboutissent à l'asystolie aiguë, surtout chez les enfants ; la péricardite étant, dans le jeune âge, presque la seule cause d'asystolie, grâce à l'insuffisance myocardique qui l'accompagne ; chez l'adulte, la mort est due à une syncope ou au collapsus cardiaque.

On conçoit que, si le myocarde faiblit, le pronostic de la péricardite avec épanchement s'aggrave singulièrement.

A côté de ces complications cardiaques, il en est d'autres qui tiennent à la propagation de l'inflammation péricardique aux tissus voisins. Nous avons suffisamment insisté sur les douleurs occasionnées par l'irritation des nerfs avoisinants ; les cas d'angine de poitrine mortelle sont peut-être dus à une névrite des plexus de la base. La pleurésie gauche s'observe assez souvent ; bien des fois, elle précède, comme nous l'avons dit, la péricardite, mais elle peut aussi lui être consécutive. Elle est alors annoncée par une augmentation effrayante de la névralgie phrénique, qui devient terrible, avec agitation, insomnie. Les malades n'ont plus qu'un désir, celui de mourir au plus vite, pour être débarrassés de leurs souffrances.

FORMES CLINIQUES. — 1° La *nature du liquide* peut varier : quelquefois, il est *purulent*, et plus rarement *hémorragique*.

La *péricardite purulente* s'observe chez l'enfant et l'adulte, beaucoup plus rarement chez le vieillard, non à la suite du rhumatisme, qui ne lui donne guère naissance, mais à la suite des affections septiques du voisinage, ou susceptibles de déterminer l'infection générale de l'organisme entier.

Parmi les premières, les plus fréquentes sont les bronchites, les broncho-pneumonies grippales, ou consécutives à une septicémie, ou bien encore les suppurations du voisinage : celles du sternum ou du rachis en particulier. Citons enfin tout spécialement la tuberculose.

Toutes les infections générales peuvent, elles aussi, amener la péricardite purulente. A la naissance, elle s'observe parfois après une phlébite du cordon : chez l'enfant et l'adulte, pendant la convalescence des fièvres éruptives ou des diverses septicémies.

Le début en est insidieux lorsqu'elle survient en pleine période aiguë de la maladie causale; au contraire, éclatant pendant la convalescence, elle est annoncée par une recrudescence des signes généraux, des frissons et une réascension thermique. Puis apparaissent les symptômes d'une péricardite, d'abord sèche, puis avec un épanchement peu abondant : le malade maigrit, présente des sueurs abondantes, le mauvais état général qu'on observe au cours des pyohémies, et meurt au bout de quelques jours, ou quelques semaines, emporté autant par l'intoxication générale que par la péricardite. Cependant, la guérison peut s'observer, le pus étant résorbé, ou s'enkystant, ou étant évacué par ponction.

La *péricardite hémorragique*, bien plus rare, appartient surtout au vieillard, abstraction faite, bien entendu, de l'hémopéricarde des plaies de poitrine, dont nous n'avons pas à nous occuper ici.

Elle s'observe au cours des infections hémorragiques : peste, purpura, ictère grave, et aussi, dans la forme hémorragique des grandes pyrexies :

fièvre typhoïde, scarlatine, rougeole. Les symptômes sont ceux de la péricardite purulente ; cependant, dans certains cas où l'hémorragie se fait brusquement, au cours d'une péricardite séro-fibrineuse ou purulente, presque toujours de nature tuberculeuse, le début est annoncé par les signes généraux d'une hémorragie interne, pâleur, lipothymies, collapsus. en même temps que les signes de l'épanchement augmentent brusquement. La mort subite ou rapide est fréquemment la conséquence de semblables hémorragies.

2° La *cause de la péricardite* peut lui imprimer une allure spéciale. Quelquefois, la péricardite est *primitive a frigore ;* elle présente alors un début comparable à celui d'une pleurésie ; fri sons, fièvre, douleur précordiale.

La péricardite *tuberculeuse*, latente le plus souvent, lorsqu'elle apparaît au cours de la tuberculose pulmonaire aiguë ou chronique, peut être la première manifestation de l'infection tuberculeuse. Même alors, son début est exceptionnellement aussi brusque que dans la péricardite *a frigore ;* généralement, la péricardite s'installe sournoisement et prend une allure subaiguë. Elle s'accompagne de toux quinteuse, avec dyspnée d'effort, et d'un léger mouvement fébrile ; l'examen montre le cœur faible, dilaté ; on trouve un frottement péricardique, ou bien les signes d'un épanchement modéré. La mort survient en 3 semaines en moyenne. Quelquefois la péricardite prend une allure suraiguë et tue en quelques jours.

La *péricardite du mal de Bright* s'observe assez fréquemment comme accident terminal du mal de Bright, principalement en Angleterre, où Bull l'aurait rencontrée dans 3o pour 100 des cas. Elle est souvent latente, parce qu'elle survient d'habitude pendant la période marastique de l'urémie; cependant, quelquefois, l'attention est attirée par l'apparition brusque d'une dyspnée très intense; l'auscultation révèle un frottement, d'une intensité parfois extraordinaire, puis, rapidement, apparaissent des signes peu nets d'épanchement, on ne trouve pas d'encoche de Sibson, les battements du cœur sont encore bien sentis parce que le cœur hypertrophié ne se laisse pas refouler en arrière.

Cependant, le pronostic de cette variété est exceptionnellement grave, la mort est fatale et survient en 8 ou 10 jours; elle est due non à la péricardite elle-même, mais à l'intoxication.

PRONOSTIC. — Le pronostic est donc subordonné à la nature et à l'intensité de la péricardite, à sa cause, enfin, au terrain.

1° La *nature de la péricardite* est très importante à considérer ; nous avons vu que les péricardites purulentes et hémorragiques offrent une gravité bien plus grande que la péricardite sérofibrineuse.

2° Il en est de même de son *intensité*. Partielle, la péricardite sèche est bénigne; généralisée, elle aboutit souvent à l'épanchement, dont l'abondance peut être une cause de mort. La symphyse du péricarde est souvent la conséquence d'une péricardite aiguë généralisée, avec ou sans épanchement.

3° Parmi les *causes*, le rhumatisme donne souvent lieu à des péricardites légères; il en est tout autrement de la tuberculose, du mal de Bright et des affections septiques.

4° Enfin le *terrain* représente un élément de pronostic des plus importants : en effet, d'ordinaire, le liquide des péricardites séro-fibrineuses renferme les mêmes pyogènes que celui des péricardites purulentes; seulement, ils sont en moins grand nombre, et peu virulents probablement parce que la défense de l'organisme contre les infections est suffisante. On conçoit, dès lors, l'importance de toutes causes débilitantes; voilà pourquoi la péricardite est si grave chez le vieillard, surtout lorsque le myocarde est déjà touché, ou chez la femme enceinte.

DIAGNOSTIC. — 1° Reconnaître la péricardite est en général facile. La *péricardite sèche* est caractérisée par le frottement, qui présente, nous l'avons vu, des caractères suffisamment nets, pour permettre aisément de le distinguer des *souffles organiques*. Nous avons dit, cependant, que la distinction pouvait être malaisée chez l'enfant; il devient alors nécessaire d'analyser minutieusement les caractères du bruit entendu; le frottement varie suivant les positions, augmente par la pression du stéthoscope, naît et meurt sur place; ce sont là autant de caractères des plus utiles pour le diagnostic.

Les *souffles anorganiques* n'ont, en général, ni la rudesse, ni l'intensité du frottement, et sont plus variables; il est bien rare que la distinction soit impossible.

La péricardite avec épanchement se reconnaît à l'augmentation de la matité cardiaque avec encoche de Sibson et éloignement des bruits du cœur. Mais ces signes peuvent faire défaut, lorsque l'épanchement reste modéré, ou que le cœur est maintenu contre la paroi par des adhérences anciennes : le liquide s'accumule alors, surtout en arrière, et passe inaperçu ; le diagnostic est encore difficile lorsque le sujet est très emphysémateux, à cause de la difficulté qu'on éprouve alors à percuter et à ausculter le cœur, séparé de la paroi par une lame épaisse de poumon.

D'ailleurs, les signes de l'épanchement péricardique peuvent se retrouver dans d'autres affections ; l'hypertrophie et la dilatation cardiaques augmentent la matité du cœur, dont les battements peuvent être faibles et éloignés ; l'encoche de Sibson a même été retrouvée par M. Potain dans des cas de symphyse du péricarde. M. Merklen l'a signalée dans de simples dilatations du cœur. Il est vrai qu'alors on a d'autres signes de symphyse du péricarde (dédoublement du 2e bruit, immobilité de la pointe, malgré les changements d'attitude), ou bien les signes veineux et viscéraux qui accompagnent la dilatation, à cause de la rétrostase qu'elle détermine. M. Rendu recommande de chercher comme signes appartenant à la péricardite, le pouls paradoxal, l'œdème précordial, le refoulement du diaphragme, enfin, le son skodique du poumon gauche en arrière.

Signalons enfin la possibilité de confondre la péricardite avec la pneumonie et la pleurésie gauches ; en particulier, la pleurésie diaphragmatique peut être très difficile à reconnaître d'avec la péricardite avec épanchement abondant ; les signes fonctionnels sont presque identiques; la matité de la péricardite peut être prise pour celle d'une pleurésie, d'autant plus que le poumon, refoulé et congestionné, peut être moins sonore en arrière à la base et que le côté gauche peut être aussi immobilisé que dans une pleurésie.

Enfin, nous avons vu que, souvent, la péricardite et la pleurésie diaphragmatique existent simultanément.

2° La péricardite étant reconnue, reste à déterminer sa *cause* et la *nature* de l'*épanchement*. Nous n'insisterons pas sur la recherche de la cause, qui n'est difficile qu'en ce qui concerne la péricardite tuberculeuse; parfois la ponction et l'examen bactériologique du liquide sont nécessaires pour lever tous les doutes. Lorsqu'on hésite sur la nature du liquide, on est autorisé à pratiquer une ponction exploratrice du péricarde, qui peut même devenir une méthode de traitement.

PATHOGÉNIE ET ANATOMIE PATHOLOGIQUE. —Nous avons énuméré, chemin faisant, les diverses maladies au cours desquelles apparaît la péricardite; nous avons vu que, le plus souvent, elle est consécutive à une *infection générale* ou à la *propagation d'une infection du voisinage*; le microbe agit, en général, directement, sur le péricarde, où on peut le retrouver soit dans le liquide, soit dans les fausses membranes; au cours des péricardites purulentes, on trouve d'ordinaire le streptocoque ou le staphylocoque.

Cependant, quelques péricardites sont d'origine *toxique*; le type en est celle du mal de Bright.

Quelquefois, la péricardite semble *primitive*.

Les causes invoquées pour expliquer son apparition, froid, fatigue, traumatisme, ne font d'ordinaire, qu'exalter la virulence de microbes habitant déjà l'organisme : microbes banaux ou bacille de Koch. Un grand nombre des péricardites a frigore sont, vraisemblablement, tuberculeuses, comme tendent à le montrer les recherches les plus récentes.

A l'autopsie, on trouve, en cas de péricardite sèche, la séreuse dépolie, rugueuse, épaissie soit dans toute son étendue, soit seulement au niveau de la face antérieure du cœur, où les lésions présentent d'ordinaire leur maximum, ou même, en un point précis de cette face antérieure : à la base des ventricules, dans la région correspondant à l'infundibulum de l'artère pulmonaire. C'est là, comme on l'a remarqué, que les frottements présentent leur maximum.

Quand la péricardite est intense, la séreuse est hérissée de bourgeons, de villosités; elle présente l'aspect d'une langue de chat, de deux tartines de beurre accolées, qu'on aurait brusquement séparées l'une de l'autre. En cas de péricardite purulente, la paroi est très épaissie, atteignant souvent un centimètre d'épaisseur, et recouverte de fausses membranes épaisses.

Le liquide est, d'ordinaire, jaune citrin, riche en fibrine, comme celui de la pleurésie séro-fibrineuse, d'autres fois, c'est un pus à streptocoques ou à staphylocoques, ou bien, en cas de péricardite tuberculeuse; un liquide louche, sanieux, comparable au pus des pleurésies tuberculeuses. Le liquide des pleurésies hémorragiques est constitué le plus souvent par un liquide séro-fibrineux ou purulent, teinté par le sang; parfois cependant c'est du sang presque pur. Son abondance varie depuis quelques grammes, jusqu'à un litre et plus : un demi-litre en moyenne; il résulte de recherches anatomiques que l'encoche de Sibson ne se produit que si le péricarde renferme au moins 450 gr. de liquide.

Au microscope, les lésions sont purement inflammatoires ; les néo-membranes sont constituées par de la fibrine contenant de nombreux leucocytes; au-dessous, le péricarde est enflammé, congestionné, avec une diapédèse abondante, et un certain degré d'œdème du tissu conjonctif; les tissus avoisinants participent à l'inflammation.

En cas de tuberculose du péricarde, on trouve dans les couches les plus superficielles une série de follicules tuberculeux, reposant sur des lésions inflammatoires.

Lorsque la péricardite guérit, le liquide se résorbe, mais, d'ordinaire, les lésions inflammatoires passent à l'état chronique. En cas de péricardite localisée, le résultat est simplement la production de ces *plaques laiteuses* qu'on trouve si souvent à l'autopsie des vieillards, au niveau de l'infundibulum de l'artère pulmonaire et de la pointe du cœur : en cas de péricardite généralisée, l'aboutissant est trop souvent la symphyse du péricarde avec médiastinite chronique.

TRAITEMENT. — Il doit être surtout préventif et s'adresser aux causes de la péricardite. La péricardite rhumatismale est, en particulier, devenue plus rare et moins grave depuis que l'on traite systématiquement tous les rhumatisants par le salicylate.

Lorsqu'il existe un frottement, il faut tâcher de modérer l'inflammation, à l'aide des révulsifs (ventouses scarifiées, vessie de glace sur la région précordiale); ces moyens suffisent en général pour amener en quelques jours la sédation de la dyspnée et la disparition du frottement.

En cas d'épanchement, il faut employer encore les révulsifs, et leur adjoindre les toni-cardiaques sous forme d'injections sous-cutanées d'éther ou de caféine.

Il faut également combattre l'infection générale par les toniques habituels (sulfate de quinine, potion de Todd).

Lorsque la péricardite est rhumatismale, ce qui est le cas le plus fréquent, il faut la combattre par le salicylate de soude à la dose de 4 à 12 grammes par jour, que l'on maintiendra, si possible, jusqu'à la disparition complète du frottement.

L'épanchement peut devenir menaçant par son abondance. En ce cas, on pratique parfois la *paracentèse du péricarde*. Elle se fait avec une aiguille fine, adaptée à la seringue de Roux ou à l'aspirateur de Potain; on l'enfonce dans le 4e ou le 5e espace intercostal gauche à 2 centimètres du sternum et on procède comme pour une thoracentèse. La piqûre du cœur est peu à craindre, elle est d'ailleurs le plus souvent sans danger.

Enfin, il faut prévenir les complications, et principalement la *myocardite aiguë*, qui accompagne si souvent la péricardite. Lorsque le cœur se dilate et devient irrégulier, il faut redoubler de soins et

recourir plus spécialement à la caféine, à l'éther
ou aux injections d'huile camphrée. Dans tous les
cas, il faut assurer, autant que possible, le repos du
cœur; on prescrira formellement le régime lacté
et l'immobilité la plus absolue dans le décubitus
dorsal, pendant toute la durée de la péricardite.

§ II. — PÉRICARDITES CHRONIQUES

La seule importante est la péricardite chronique
généralisée, aboutissant à la *symphyse du péricarde*, parce que la soudure des deux feuillets de
la séreuse apporte une gêne considérable aux contractions cardiaques.

SYMPTÔMES. — Le plus souvent latente, la symphyse du péricarde se révèle, parfois, par des névralgies rebelles intercostales, phréniques, des crises de dyspnée, de la dysphagie, ou même des nausées et des vomissements; mais surtout elle détermine
l'apparition de crises d'asystolie à répétition, dont
il est souvent difficile de reconnaître la véritable
cause, grâce à l'obscurité habituelle du tableau
symptomatique. En effet, bien souvent, les signes
physiques sont, eux aussi, insuffisants pour permettre le diagnostic; cependant, celui-ci est, dans
un certain nombre de cas, possible.

L'inspection permet parfois de constater la *dépression systolique de la paroi* : il ne faut pas
la confondre avec le battement négatif de la pointe,
que l'on peut observer, en dehors de toute péricardite, lorsque la languette pulmonaire qui recouvre habituellement une partie de la face antérieure

du cœur, empiète moins que normalement sur sa pointe. La dépression de la symphyse est plus énergique et plus étendue. Souvent, elle est unicostale et n'a alors qu'une faible valeur. Quelquefois, elle s'étend à plusieurs espaces intercostaux, le thorax est animé, suivant l'expression de M. Jaccoud, d'un véritable « mouvement de roulis », d'une série d'ondulations avec diminution de la saillie inspiratoire du côté gauche, et dépression de l'épigastre pendant la systole. Parfois, même, on constate une rétraction permanente du côté gauche ; elle témoigne de l'étroitesse des adhérences qui attirent le sternum vers le rachis ; on constate, en pareil cas, une élévation permanente du diaphragme, avec agrandissement de l'espace de Traube.

Au *palper*, on constate la faiblesse du choc de la pointe, souvent même impossible à sentir. Friedreich a signalé l'existence d'un battement diastolique ; c'est un signe des plus inconstants.

La *percussion* permet de constater l'agrandissement de la matité cardiaque dans tous les sens ; elle est, ordinairement, considérable, autant que dans les myocardites chroniques.

En outre, M. Potain a signalé l'*immobilité de la pointe, malgré les changements d'attitude* : c'est le meilleur signe de symphyse. Normalement, lorsqu'on fait coucher le sujet alternativement sur le côté droit et sur le côté gauche, on constate que le choc de la pointe et la limite de la matité cardiaque se déplacent transversalement, dans une étendue de 2 à 3 centimètres : il n'en est plus de même en cas de symphyse ; le choc de la pointe, et, à son défaut, la limite de la matité demeurent absolument fixes, quelle que soit la position prise par le malade.

L'auscultation donne des résultats fort variables. Souvent, les bruits du cœur sont affaiblis; cet affaiblissement peut être paradoxal, coïncidant avec un choc énergique de la pointe, ou inversement; cette particularité n'a, d'ailleurs, aucune signification clinique. Le deuxième bruit est souvent dédoublé d'une façon permanente, comme dans le rétrécissement mitral. Enfin, fréquemment, l'oreille perçoit des bruits anormaux. M. Potain a signalé un claquement mésosystolique, simulant le bruit de galop; il l'attribue à la mise en tension brusque, pendant la systole, d'adhérences filamenteuses. Enfin, on peut entendre les souffles les plus divers; tantôt ce sont des souffles extra-cardiaques, tantôt ils indiquent une insuffisance valvulaire, par dilatation lente.

L'examen des vaisseaux et des principaux organes peut fournir des signes importants, qui indiquent la gêne circulatoire. Le pouls radial est parfois paradoxal (Kussmaul), c'est-à-dire qu'il cesse d'être perceptible pendant l'inspiration forte; en même temps, les jugulaires se dilatent; ces deux phénomènes sont attribués à l'action de la médiastinite enserrante, qui, pendant l'inspiration forte, étranglerait les gros vaisseaux de la base.

D'autres fois, on constate un véritable collapsus des jugulaires pendant la diastole; il est, en général, lié à la rétraction systolique du diaphragme, et paraît dû à l'action de ce muscle, revenant brusquement sur lui-même. Ce signe est plus net pendant l'inspiration moyenne, parce qu'alors le sang est encore plus attiré vers le cœur, grâce à l'inspiration thoracique.

Formes cliniques. — La symphyse est souvent consécutive au *rhumatisme articulaire aigu*. Elle survient alors dans le jeune âge, chez l'enfant ou l'adolescent, et s'accompagne d'une hypertrophie cardiaque considérable; c'est dans cette variété qu'on a le plus de chances de trouver l'ensemble des signes physiques que nous venons d'énumérer; elle est grave, d'abord parce qu'elle entrave les mouvements du cœur : cette gêne devient considérable, pour peu qu'une affection intercurrente vienne rendre la circulation plus pénible dans l'un des principaux viscères : en outre, la symphyse met le cœur en état de moindre résistance; d'où la fréquence des poussées d'endocardite et, surtout, de myocardite. Cette dernière est particulièrement à craindre; le cœur, déjà fatigué, succombe aussitôt, d'où la facile apparition de crises d'asystolie qui se rapprochent et aboutissent à l'asystolie chronique irréductible.

La *symphyse tuberculeuse* est peut-être encore plus fréquente; elle est assurément plus grave; le cœur est faible, il se laisse dilater d'emblée sans s'hypertrophier; aussi les signes spéciaux à la symphyse seront souvent peu nets; on constate simplement un gros cœur faible, immobilisé en position invariable, avec dédoublement du 2e bruit; les crises d'asystolie se produisent encore plus facilement que dans la variété précédente, et aboutissent encore plus vite à l'asystolie irréductible; le malade devient vite un infirme condamné au repos absolu, et pris, au moindre effort, de dyspnée et de cyanose ; en outre, il existe d'ordinaire d'autres tuberculoses des séreuses, ce qui achève de donner à la maladie une allure spéciale ; on observe, en particulier, de la périhépatite chronique avec gros foie gras.

PRONOSTIC. — Ce que nous venons de dire montre combien grave est la symphyse du péricarde, et, en particulier, la symphyse tuberculeuse. Elle aboutit rapidement à l'asystolie irréductible, surtout chez l'enfant ; nombre de malades meurent subitement par syncope ou angine de poitrine. La symphyse est, au dire de M. Brouardel, une cause fréquente de mort subite.

DIAGNOSTIC. — Le peu de précision des symptômes et leur variabilité habituelle rendent le diagnostic souvent impossible à faire. On ne peut affirmer la symphyse que lorsqu'on constate l'immobilité absolue de la pointe, dans les diverses positions.

Toutefois, l'existence d'une grande matité cardiaque, avec dédoublement permanent du deuxième bruit, et asystolie à répétition, doivent faire supposer la symphyse, pourvu qu'un examen attentif du malade ne révèle pas d'autre origine possible à ces accidents.

De même, l'existence d'une cirrhose hypertrophique, avec ascite, dyspnée facile, et évolution un peu anormale, devra également faire rechercher la symphyse.

Reconnaître la nature de la symphyse est simple lorsqu'on se trouve en présence d'un tuberculeux avéré, n'ayant pas de lésion valvulaire chronique.

6.

Si la tuberculose n'est pas nette, et surtout lorsque le malade est un ancien rhumatisant avec endocardite chronique, le diagnostic devient des plus délicats. On en est réduit à de simples probabilités, basées sur la constatation des nuances spéciales à l'une des deux formes que nous avons signalées.

ANATOMIE PATHOLOGIQUE ET PATHOGÉNIE. — Presque toujours, la symphyse est le reliquat d'une péricardite aiguë généralisée.

Quelquefois, cependant, elle semble chronique d'emblée ; elle serait un épisode de la périviscérite chronique que l'on observe chez les artério-scléreux.

Les lésions se résument d'un mot : le péricarde est épaissi, fibreux, avec soudure complète de ses deux feuillets ;

Toutefois, il est toujours possible de retrouver, au moins histologiquement, des vestiges de l'ancienne cavité séreuse.

Le tissu conjonctif du médiastin est, lui aussi, sclérosé, et contribue à enserrer le cœur et les gros vaisseaux dans une véritable coque fibreuse, parfois calcaire.

Le cœur est, en général, dilaté ; cela tient, pour M. Potain, à ce que les adhérences le fixent dans la position qu'il occupait lors de leur formation, c'est-à-dire lors de la phase aiguë de la péricardite, qui, on le sait, s'accompagne si fréquemment de dilatation par parésie du myocarde. L'hypertrophie que l'on constate dans la symphyse rhumatismale est attribuable à la coexistence d'une endocardite ou d'une myocardite.

TRAITEMENT. — On conçoit que la thérapeutique ne puisse être que palliative.

On atténuera les effets de la symphyse en diminuant, autant que possible, le travail du cœur.

En cas de tuberculose, il faut condamner le malade au lait et au lit; toujours on doit éviter les fatigues, tâcher de prévenir les maladies susceptibles d'entraver la circulation (affections des voies respiratoires et digestives).

Enfin, il faut diminuer, lorsqu'elle existe, la stase périphérique, en s'adressant moins à la digitale, qui est, ici, contre-indiquée, qu'aux diurétiques.

Dans les cas où le myocarde est encore relativement bon, on pourra tenter de le tonifier, par un exercice modéré et progressif, suivant les préceptes d'Œrtel plutôt que par des médicaments.

CHAPITRE II

LES ENDOCARDITES

§ I. — ENDOCARDITES AIGUES

Les endocardites aiguës, ou inflammations aiguës de l'endocarde, se divisent en deux grandes classes : *l'endocardite simple*, et *l'endocardite maligne*, distinctes par leurs symptômes, leur gravité, leurs lésions, enfin par la nature de l'infection causale.

Signes. — 1° **Endocardite simple.** — Le type est l'endocardite du rhumatisme articulaire aigu, qui représente la cause la plus fréquente des endocardites en général.

Elle est, suivant les célèbres lois de coïncidence de Bouillaud, *la règle dans le rhumatisme grave et généralisé, l'exception dans le rhumatisme partiel et léger.* La première des deux propositions est d'ordinaire exacte; la seconde se trouve, parfois, en défaut : c'est ainsi que, chez l'enfant, l'endocardite peut s'observer au cours d'un rhumatisme d'apparence bénigne; elle est d'ailleurs particulièrement fréquente dans le jeune âge; presque constante, au dire de certains auteurs.

Elle apparaît, d'ordinaire, en pleine période aiguë du rhumatisme; les signes sont constatables, le plus souvent, du 7ᵉ au 12ᵉ jour; cependant, dans les deux tiers des cas environ, M. Potain avait déjà pu déceler l'assourdissement des bruits du cœur avant le 5ᵉ jour; d'autres auteurs ont même signalé des cas de rhumatisme débutant par l'endocardite; l'arthralgie ne vient qu'ensuite. D'autres fois elle survient plus tardivement; on a vu son apparition retardée jusqu'au 40ᵉ jour.

Les *signes fonctionnels* sont le plus souvent nuls. Les palpitations, la douleur précordiale qui attirent parfois l'attention sont dues à l'excitation du myocarde, ou à une péricardite concomitante; la dyspnée relève d'une péricardite ou de lésions pleuro-pulmonaires.

De même, l'état général demeure, souvent, non modifié : on n'observe pas de recrudescence fébrile. Cependant, lorsqu'on voit, au cours d'un rhumatisme, l'arthralgie disparaître soudain sans que la fièvre et l'état général présentent la même amélioration, il faut se méfier et rechercher les complications viscérales, surtout l'endocardite.

La latence, complète dans de nombreux cas, nécessite donc une auscultation quotidienne du cœur, si on ne veut passer à côté de cette grave complication.

Les *signes physiques* résument bien souvent toute la symptomatologie. L'endocardite se reconnaît à un seul signe : *l'assourdissement des bruits du cœur*. Déjà signalé par Bouillaud, Piorry, ce symptôme a été tout particulièrement étudié par M. Potain. Brusquement, du jour au lendemain, l'un des bruits normaux, d'ordinaire le claquement aortique, alors même que les lésions prédomineront plus tard sur la valvule mitrale, perd son éclat : il devient sourd, voilé, éteint, bien que le choc de la pointe ait conservé son énergie, ou même soit plus fort que normalement. Puis le bruit mitral s'éteint à son tour. Cette modification est plus malaisée à constater que pour le claquement aortique, facilement comparé au claquement pulmonaire, surtout qu'il existe un dédoublement physiologique du deuxième bruit; pour le bruit mitral, au contraire, on n'a d'autre point de repère que les sensations auditives perçues la veille (Potain).

Cet assourdissement dure un temps variable, de deux jours à deux mois, pendant lesquels il peut présenter de nombreuses variations, puis si l'endocardite guérit, le bruit voilé reprend peu à peu son timbre normal; cependant, auparavant, il acquiert pendant quelques jours un timbre spécial : il devient *dur*, tout en restant *voilé*, donnant une sensation de parchemin (Bouillaud) comparable, pour M. Potain, « aux battements d'un tambour voilé de crêpe, » ce n'est qu'après, que le bruit altéré reprend peu à peu sa netteté.

La guérison est souvent incomplète ; fréquemment l'endocardite passe à l'état chronique et l'on entend bientôt un souffle d'insuffisance mitrale.

Cette terminaison, quoique la plus commune, n'est malheureusement pas la seule : la mort peut s'observer ; elle est due à une complication : myocardite, péricardite, congestion pulmonaire ; l'endocardite elle-même ne cause que rarement la mort par une thrombose intra-cardiaque, suffisante pour amener l'asphyxie ou produire des embolies. Il est tout à fait exceptionnel de voir l'endocartite rhumatismale devenir maligne.

Le rhumatisme n'est pas la seule cause de l'endocardite aiguë simple, on l'observe au cours de la *scarlatine*, dans les formes graves, accompagnées de pseudo-rhumatisme scarlatin; cette endocardite est généralement bénigne, disparaît complètement au bout de quelques semaines.

L'endocartite s'observerait dans la *variole* une fois sur sept environ (Brouardel), elle appartient surtout aux varioles cohérentes et se montre vers le huitième ou neuvième jour, parfois plus tôt, ne causant qu'un assourdissement transitoire du bruit mitral ; cet assourdissement disparaît pendant la convalescence.

On l'a observée enfin exceptionnellement au cours de la diphtérie ou des oreillons, maladies dans lesquelles elle est des plus bénignes.

2° **Endocardite maligne.** — Elle apparaît d'ordinaire au cours d'une pneumonie, d'une infection générale et s'annonce par la persistance, l'aggravation ou la réapparition de la fièvre et des symptômes généraux. D'autres fois, elle éclate chez un sujet bien portant jusque-là. Son début est alors brusque, annoncé par des frissons et de la fièvre, ou lent, insidieux, marqué seulement par l'affaiblissement progressif, avec quelques accès fébriles de temps en temps.

Les signes fonctionnels, une fois l'endocartite constituée, ne sont pas moins variables.

Tantôt le malade frissonne continuellement, le thermomètre monte rapidement à 40-41°, le pouls à 110-120, en trois ou quatre jours, le malade est dans un état identique à celui d'un typhique arrivé à la période d'état de sa maladie; aussi cette forme est-elle communément désignée sous le nom de *forme typhoïde* de l'endocardite. Le malade est dans une prostration complète, dans le décubitus dorsal, indifférent à tout, la face pâle, les traits tirés. Le ballonnement du ventre, la splénomégalie, la constatation de râles de bronchite, enfin la persistance d'une fièvre intense, avec de légères rémissions matinales, viennent compléter l'analogie avec la fièvre typhoïde; on a même signalé, dans l'endocardite, l'apparition de taches rosées, dues à des embolies capillaires de la peau, mais elles diffèrent de celles de la dothiénentérie; leur centre est clair, le pourtour d'une coloration foncée qui ne s'efface pas momentanément à la pression; de plus ces taches apparaissent à la face et aux membres, aussi bien qu'au tronc.

Cet état persiste une ou plusieurs semaines, puis brusquement apparaissent des signes d'embolies viscérales multiples, cérébrales, pulmonaires, hépatiques, rénales, etc... Souvent, apparaissent des pétéchies à la peau, sur les muqueuses ou la rétine; la mort est la terminaison à peu près fatale; elle est due au collapsus cardiaque, au progrès de l'adynamie, ou à d'autres déterminations de l'infection causale; parfois enfin elle est le fait d'une complication rare : perforation de la cloison interventriculaire, ou rupture brusque d'une artère atteinte d'artérite.

A côté de cette forme typhoïde de l'endocardite maligne existe une *forme pyohémique*, dans laquelle les symptômes appartiennent à l'infection générale plutôt qu'à l'endocardite. Au cours d'une infection purulente, d'une phlébite, d'une ostéomyélite, on voit apparaître une fièvre à grandes oscillations avec apyrexie matinale, parfois complète, tandis que, le soir, le thermomètre s'élève à 40 ou 41°. Parfois même la fièvre revêt le type intermittent décrit par Hanot et Eichhorst. Une fièvre semblable indique une infection profonde de l'organisme ; chaque accès est précédé de frissons violents : le malade est plongé dans un abattement profond ; en même temps que l'endocardite, apparaissent des symptômes indiquant d'autres infections viscérales : suppuration des méninges, des plèvres, des articulations ; plus tard, apparaissent fréquemment de l'ictère, des douleurs spléniques ou hépatiques, des hématuries, de la broncho-pneumonie, dues à l'apparition d'embolies nées du foyer endocarditique.

La mort, dans la forme pyohémique, survient plus rapidement que dans la forme rhumatismale : le malade est emporté en 8 ou 10 jours.

D'ordinaire, peu de signes fonctionnels attirent l'attention sur le cœur ; parfois, le malade accuse des palpitations avec anxiété, douleurs précordiales, mais, le plus souvent, il faut dépister l'endocardite, par une auscultation quotidienne du cœur.

Les *signes physiques* sont représentés par des souffles indiquant l'insuffisance de l'un des appareils valvulaires : tantôt le souffle est doux, lorsque l'insuffisance est due à la présence d'une végétation ; d'autres fois, il devient rude, piaulant, avec frémissement cataire, en cas de perforation d'une valvule. L'insuffisance constatée est, ordinairement, mitrale ou aortique ; parfois elle est tricuspidienne ;

on doit alors particulièrement redouter l'apparition
d'embolies pulmonaires, qui, rapidement, se com-
pliquent de suppuration ou de gangrène.

De même que l'endocardite simple, l'endocardite
maligne présente de nombreuses variations suivant
sa cause. L'*endocardite pneumococcique*, qui succède à la pneumonie, mais, parfois aussi, à la méningite cérébro-spinale, ou à l'infection générale à
pneumocoques, apparaît de préférence au déclin
de la pneumonie ; elle est alors annoncée par une
réascension thermique ; souvent même, elle est
plus tardive, survenant jusqu'à près d'un mois
après la guérison : son début devient, alors, particulièrement net ; elle est annoncée par des frissons
et l'apparition d'une fièvre qui prend le type intermittent, ou suit une marche continue, avec des
exacerbations irrégulières. Cette fièvre s'accompagne d'anorexie ; les urines, souvent albumineuses,
contiennent parfois du sang ; on note quelquefois
du délire. Les signes physiques sont ceux d'une insuffisance aortique, parfois existent en même temps
d'autres foyers. La durée est, en moyenne, de 4 semaines ; le malade succombe à des phénomènes
cérébraux ou méningitiques ; la guérison a été
signalée.

L'*endocardite puerpérale* représente, environ,
un dixième des cas d'endocardite maligne, en général. Elle est annoncée par l'apparition, deux à trois
semaines après l'accouchement, d'une fièvre intermittente ou rémittente ; le thermomètre marque,
le soir, 39 ou 40° ; la malade, sans cesse frisson-
nante, couverte de sueurs, présente les signes
d'une intoxication profonde ; teint terreux, anémie,

diarrhée, albuminurie, œdème des membres inférieurs.

L'attention est parfois attirée du côté du cœur, par des palpitations avec angoisse et dyspnée : on entend un souffle d'insuffisance tricuspidienne, souvent rude, piaulant, avec frémissement cataire : cette lésion s'accompagne souvent d'embolies pulmonaires, ce qui a fait décrire une forme pseudo-tuberculeuse : d'autres fois on constate une insuffisance aortique ou mitrale ; les embolies se font alors dans la grande circulation.

L'endocardite puerpérale se prolonge de 15 jours à 3 mois et présente, parfois, des périodes de rémission pendant lesquelles la malade peut se sentir assez bien pour quitter l'hôpital, puis la mort survient brusquement par une crise de suffocation, ou lentement par les progrès de l'épuisement et de l'asphyxie.

L'endocardite des *septicémies*, qu'elle succède à une infection générale, ou à la généralisation d'une suppuration locale, prend l'allure spéciale à la forme pyohémique ; signalons spécialement l'endocardite blennorragique, rare, mais intéressante ; elle survient quelques jours après le début de la blennorragie, ou encore, tardivement au cours du rhumatisme blennorragique. Elle s'annonce par des frissons, une fièvre intense à grandes oscillations avec abattement profond, pâleur, parfois des syncopes ; on trouve les signes d'une endocardite aortique ; l'évolution est celle de la forme pyohémique ; si elle survient comme complication précoce de la blennorragie, elle est souvent bénigne.

C'est au brusque réveil d'une septicémie latente,

probablement due aux pyogènes qui habitent normalement la cavité bucco-pharyngée, qu'est généralement attribuée l'endocardite primitive : dans certains cas, la cause déterminante est un traumatisme ; le début est alors brusque, marqué par une dyspnée intense, avec ou sans perte de connaissance, par des palpitations, de l'angoisse, des douleurs précordiales irradiées vers l'épaule gauche. Quelques jours après, apparaissent les signes d'une insuffisance mitrale, qui devient chronique.

PRONOSTIC. — Il est, d'après ce que nous venons de voir, bien différent, suivant qu'on a affaire à une endocardite rhumatismale ou bien à une endocardite maligne. La première n'est que rarement mortelle, la seconde l'est presque fatalement. Mais, cependant, l'endocardite rhumatismale doit toujours être considérée comme grave, puisqu'elle représente l'origine habituelle des endocardites chroniques, et que, dans tous les cas, elle met le cœur en état de moindre résistance, rendant plus facile les infections ultérieures soit de l'endocarde, soit des autres parties du cœur, ordinairement plus ou moins touchées en même temps que l'endocarde. Au contraire, lorsque l'endocardite maligne guérit, la guérison est souvent plus complète et plus définitive, dans l'endocardite maligne, que dans l'endocardite rhumatismale.

DIAGNOSTIC. — Seuls, les signes physiques peuvent apporter la certitude.

L'endocardite bénigne est, avons-nous dit, caractérisée par *l'assourdissement* de l'un des bruits. Il ne faut pas confondre avec le simple *affaiblissement*, qui peut être dû à la faiblesse des contractions cardiaques, ou à l'éloignement du cœur, en cas d'emphysème pulmonaire ou d'épanchement dans le péricarde.

Il faut bien savoir, en outre, que les bruits du cœur peuvent être faibles, *même en cas d'hypertrophie;* M. Potain a vu souvent, au cours du mal de Bright, une hypertrophie énorme, avec choc énergique de la pointe, coïncider avec un premier bruit faible, à peine perceptible, dans certains cas. Il attribue cette particularité à ce que le cœur hypertrophié revient sur lui-même aussitôt après la systole, et se trouve d'emblée prêt pour la systole suivante, qui est alors silencieuse; normalement, au contraire, le cœur doit d'abord devenir globuleux, sphérique et se contracte ensuite brusquement, d'où mise en tension brusque des valv⋅les produisant un bruit éclatant.

On admet, presque unanimement, aujourd'hui, que l'assourdissement des bruits normaux est bien le signe révélateur de l'endocardite aiguë; il n'en a pas été toujours ainsi. Certains cliniciens : Peter, Constantin Paul, M. Jaccoud, enseignaient que l'endocardite aiguë n'a d'autres signes que les souffles qui plus tard indiquent les lésions valvulaires chroniques. M. Potain combat cette opinion; pour lui, les souffles organiques ne sont perçus que vers le 21e jour de l'endocardite, au plus tôt; ceux que l'on entend avant cette époque sont extra-cardiaques, comme on peut s'en convaincre par une auscultation attentive qui les montre variables, mésocardiaques, mésosystoliques, sans propagations.

Il ne faudrait pas prendre pour un souffle les

frottements péricardiques, qui peuvent exister parfois en même temps que l'endocardite.

Mais si le diagnostic est, en général, facile, il n'en est plus de même lorsque l'endocardite rhumatismale se produit chez un sujet déjà atteint d'une lésion valvulaire ancienne; elle peut alors passer inaperçue; l'assourdissement des bruits est fort difficile à percevoir parce que les bruits sont déjà très faibles, et couverts par des souffles dont l'excitation cardiaque, qui accompagne souvent l'endocardite, augmente encore l'intensité.

L'endocardite maligne, au contraire, se traduit par des souffles d'insuffisance organique, qui permettent de la reconnaître au milieu des signes d'infection générale, dont les uns appartiennent à la maladie causale, tandis que d'autres sont dus à la production d'embolies détachées du foyer endocarditique, ces embolies disséminant partout l'infection, si bien que l'endocardite maligne devient, suivant l'expression de M. Huchard, «*infectieuse infectante*».

Mais ces souffles peuvent manquer, soit que l'endocardite respecte les valvules, ce qui est rare, soit que le cœur se contracte mollement ; aussi, le diagnostic peut-il être absolument impossible; fréquemment l'endocardite maligne n'est qu'une simple trouvaille d'autopsie.

PATHOGÉNIE ET ANATOMIE PATHOLOGIQUE. — Nous ne reviendrons pas sur l'énumération déjà faite des maladies qui peuvent s'accompagner d'endocardite aiguë. Elle est toujours la conséquence d'une infection sanguine, et résulte, en général, de l'action directe des microbes, que l'on trouve, dans le plus grand nombre des cas, à la surface ou dans l'épaisseur du foyer endocarditique ; c'est ainsi qu'on a constaté la présence de pneumocoques, en cas d'endocardites pneumoniques ; le gonocoque a été retrouvé à la partie la plus superficielle des valvules atteintes d'endocardite blennorragique ; les endocardites des septicémies sont dues au streptocoque ou au staphylocoque.

On a discuté pour savoir si les microbes arrivaient à l'endocarde par la circulation générale, ou par les vaisseaux du myocarde, qui, on le sait, en cas d'endocardite, empiètent plus ou moins sur la valvule malade. Le premier mode semble le plus fréquent ; en cas de pneumococcie, de blennorragie, il semble évident ; il faut bien, cependant, reconnaître que l'infection se fait vraisemblablement par les vaisseaux du myocarde, dans les cas où les lésions débutent, non à la surface, mais dans l'épaisseur même des valvules.

On conçoit l'importance de toutes les causes débilitantes du cœur, telles que le traumatisme, une endocardite antérieure, le surmenage ; elles agissent en mettant l'organe en état de moindre résistance ; voilà pourquoi l'endocardite est plus grave chez les débilités. Pour expliquer la localisation plus fréquente de l'endocardite sur le cœur gauche, on a invoqué la fatigue plus grande, le cœur gauche commandant la circulation générale ; en cas d'infection par voie veineuse (phlébite, infection puerpérale), l'endocardite occupe plutôt les valvules du cœur droit.

Les lésions de l'endocardite rhumatismale occupent les valvules mitrale et aortique, et siègent de préférence, au niveau du bord libre des valves. On le trouve boursouflé, épaissi, infiltré ; l'endocarde présente un aspect rugueux, dépoli, contrastant avec son état normal ; lorque l'inflammation est un peu intense, on constate la présence de petites végétations, tantôt peu volumineuses, à peine visibles ; d'autres fois, au contraire, grosses comme un pois ou même davantage. Elles forment alors une véritable tumeur molle, friable, bosselée, tantôt largement implantée, d'autres fois, au contraire, pédiculisée. D'ordinaire, ces lésions sont masquées par un dépôt fibrineux, qui recouvre toutes les aspérités, formant aux végétations un véritable capuchon. La fibrine est très peu adhérente, c'est ce qui explique la facilité avec laquelle des parcelles se détachent, pour former des embolies, en différents points de l'organisme.

Histologiquement, les végétations ou l'épaississement sont constitués simplement par un amas d'éléments embryonnaires et de leucocytes : l'endothélium n'est plus reconnaissable : les vaisseaux tendent à empiéter sur le tissu de la valvule, au niveau de sa ligne d'insertion.

Lorsque l'endocardite guérit, les éléments embryonnaires se résorbent et la valvule reprend son aspect normal. Mais souvent la résorption est incomplète ; l'inflammation ne fait que s'atténuer, et passe à l'état chronique, amenant la sclérose, c'est-à-dire la rétraction et la déformation des valvules et de leurs piliers ; il en résulte une lésion valvulaire chroniq;

L'endocardite maligne produit les mêmes lésions ;

on trouve seulement des végétations plus grosses, plus molles ; elles ont une grande tendance à se détacher, donnant alors naissance aux embolies qui produisent les accidents terminaux ; à leur place, reste une perte de substance ; l'endocardite est alors dite, *ulcéreuse*. Cette perte de substance peut produire la perforation complète de la valvule ; elle est annoncée cliniquement par l'apparition brusque des signes d'insuffisance ; d'autres fois, elle n'intéresse pas toute l'épaisseur de la valvule qui se trouve simplement amincie et affaiblie. On voit alors le fond de l'ulcération céder peu à peu sous l'effort de la pression sanguine : il en résulte la formation d'un véritable *anévrysme valvulaire*, qui, par son volume, peut entraver le jeu des valvules, et produire leur insuffisance, ou le rétrécissement de leur orifice.

Histologiquement, les lésions sont les mêmes que dans la variété précédente ; elles sont seulement plus intenses ; les éléments embryonnaires, plus nombreux, subissent des lésions dégénératives, d'où la friabilité spéciale des vaisseaux.

D'ordinaire, les lésions sont observées à une période tardive, aussi a-t-on cru, pendant quelque temps, qu'il fallait distinguer l'endocardite ulcéreuse de l'endocardite végétante, mais on a, depuis, reconnu qu'il ne s'agit là que de deux phases d'un même processus, et non de deux processus différents ; toujours, sur les bords de l'ulcération, on trouve de petites végétations qui entouraient en corolle celle dont la disparition a donné naissance à la perte de substance. Il en résulte cette conclusion : entre les deux classes de l'endocardite aiguë, il n'y a qu'une question de degré ; l'endocardite maligne débute par des lésions analogues à celles de l'endocardite simple ; dans le cas où on a pu suivre d'un bout à l'autre son évolution, on a vu les symptômes qui lui sont propres précédés du simple assourdissement des bruits normaux, indiquant la première phase des lésions.

Enfin, les parcelles détachées de l'endocardite produisent des embolies septiques, comme on a pu s'en assurer dans plusieurs cas; au point où elles s'arrêtent, se produisent des lésions inflammatoires de même ordre que celles de l'endocarde.

TRAITEMENT. — Ici, comme dans la péricardite, il faut tâcher de modérer l'inflammation, par les mêmes moyens; le repos sera particulièrement recommandé, surtout en cas d'endocardite maligne, puisqu'il suffit d'ordinaire d'un simple mouvement pour détacher des parcelles de végétations et amener la production d'embolies. Le régime lacté devra être, lui aussi, la seule alimentation, pendant toute l'évolution des accidents.

Dans l'endocardite rhumatismale, le salicylate doit être employé aux mêmes doses qu'en cas de péricardite, c'est un véritable spécifique des complications viscérales du rhumatisme, autant que de l'arthralgie.

En cas d'endocardite maligne, il faut soutenir les forces du malade, plutôt que le cœur lui-même. On le fera par l'emploi du sulfate de quinine à doses de 2 à 3 grammes par jour; par des injections de sérum artificiel. L'emploi du sérum anti-streptococcique peut être recommandé, en cas de septicémie due au streptocoque.

Enfin, une fois la phase aiguë terminée, on peut aider à la disparition de l'inflammation, par l'administration, pendant quelque temps, de petites doses d'iodure de sodium (de 50 centigr. à 1 gr. par jour).

§ II. — ENDOCARDITES CHRONIQUES

Rétrécissement mitral. — On peut en distinguer plusieurs variétés. La plus intéressante est le *rétrécissement mitral pur*, que nous prendrons comme type de notre description.

SYMPTÔMES. — C'est une affection du jeune âge ; elle apparaît d'ordinaire à la puberté, alors que l'accroissement rapide du corps impose une fatigue plus grande au cœur.

Il s'agit donc d'adolescents ; ils sont d'ordinaire pâles, malingres, aisément dyspnéiques, mal développés pour leur âge ; les accidents présentent plusieurs variétés.

Tantôt, c'est une jeune fille d'aspect chlorotique, au teint pâle, avec bouffissure des traits, et décoloration des muqueuses ; elle est aisément dyspnéique, souvent dyspeptique, présente des pertes blanches, avec retard et irrégularités de la menstruation ; se plaint de palpitations ; on l'ausculte et on constate, outre les souffles veineux de la chlorose, l'existence d'un rétrécissement mitral.

Souvent, surtout dans le sexe masculin, les signes sont ceux d'une tuberculose au début ; depuis quelque temps, le malade est sujet à des bronchites ; il maigrit, présente parfois des hémoptysies : souvent, en pareil cas, on trouve, non seulement des signes de bronchite ou de congestion pulmonaire, mais une tuberculose avérée, à marche torpide ; l'auscultation du cœur révèle la sténose.

Enfin, plus rarement, les accidents sont ceux qu'on est habitué à rencontrer dans les cardiopathies chroniques ; le malade vient consulter pour de la dyspnée survenant, soit au moment de l'effort, soit par crises nocturnes, et présente de l'œdème périmalléolaire vespéral.

On voit donc que, grâce à la variabilité des signes fonctionnels, le rétrécissement mitral n'est, le plus souvent, reconnu que par hasard ; seul, l'examen du cœur peut fournir la certitude.

L'inspection et la *percussion* ne donnent que peu de renseignements. Pendant longtemps, l'hypertrophie et la dilatation cardiaques demeurent modérées, la matité n'est que peu augmentée ; la pointe bat dans le 5e ou le 6e espace intercostal, un peu en dehors du mamelon. Cependant, dès le début, on note l'agrandissement de la zone de matité fournie, en arrière, par l'oreillette gauche. Celle-ci produit, normalement, une zone de matité dans le dos, à gauche de la ligne médiane ; ses dimensions habituelles sont : 7 centimètres de hauteur sur 3 seulement de largeur, c'est-à-dire qu'elle dépasse à peine la colonne vertébrale en largeur, ce qui rend sa constatation malaisée. Mais, en cas de rétrécissement mitral, la rétrostase atteignant d'abord l'oreillette gauche, celle-ci acquiert très rapidement des dimensions insolites ; la matité devient alors très aisément perceptible à une percussion forte ; sa largeur peut atteindre 7 centimètres, c'est-à-dire s'étendre, en dehors, jusqu'au bord spinal de l'omoplate : sa hauteur peut dépasser 10 centimètres, et remonter jusqu'à l'épine de cet os. Ces modifications représentent un signe utile, plutôt pour le pronostic que pour le diagnostic.

Le *palper* montre, surtout au début, alors que le cœur est encore énergique, un *frémissement cataire*. La main, appliquée à plat sur la région précordiale, est soulevée par une série de secousses brusques, donnant l'impression du « thrill » des auteurs anglais. Ce frémissement n'existe que pendant la présystole ; il est immédiatement suivi par le choc de la pointe.

L'auscultation permet le diagnostic, alors même que le résultat fourni par l'inspection, le palper et la percussion était négatif. Les signes que constate l'oreille peuvent se diviser en deux catégories : les uns sont *fondamentaux*, les autres, d'importance et de fréquence moins considérables.

1° *Signes fondamentaux.*— Ils ont été réunis par Duroziez, qui les a minutieusement décrits, en l'onomatopée célèbre : « foutt ta ta rrou » et occupent la diastole et le second bruit du cœur.

Pendant la *diastole*, l'oreille perçoit une sensation comparable à celle du *roulement* lointain d'une voiture ; ce bruit, faible au début de la diastole, se renforce progressivement avec la présystole, et cesse subitement dès que l'oreille perçoit le bruit mitral, pour reparaître, atténué, puis progressivement croissant pendant la diastole suivante. Ce *roulement diastolique* et son *renforcement présystolique* sont représentés, dans l'onomatopée de Duroziez, par les syllabes rrou et ffoutt; ils sont causés par la vibration de la colonne sanguine qui, pendant la diastole, franchit l'orifice mitral rétréci : la contraction présystolique de l'oreillette, augmentant la vitesse du courant sanguin, renforce les vibrations, d'où le renforcement présystolique, et, s'il est assez intense, le frémissement cataire perceptible au palper.

Le *second bruit* est *dédoublé*, c'est ce que Duroziez a représenté, dans son onomatopée, par les syllabes « ta ta » : les deux claquements des sigmoïdes aortiques et pulmonaires ne sont plus synchrones, comme normalement, mais s'entendent l'un après l'autre; ils sont séparés seulement par un intervalle très court.

Tels sont les signes fondamentaux; nous indiquerons plus loin les modifications que peut subir l'onomatopée de Duroziez, suivant les cas.

2° *Signes accessoires.* — Ils ont été décrits par M. Potain; ce sont des modifications du premier bruit. Celui-ci prend rapidement un timbre dur, éclatant, indiquant la sclérose de l'appareil valvulaire; ce *claquement de fermeture de la mitrale* constitue un excellent signe; il apparaît dès le début de la lésion, avant les symptômes fonctionnels, persiste toute la maladie, et, d'après M. Potain, permet, à lui seul, le diagnostic, pourvu qu'il soit suffisamment accentué.

Dans un certain nombre de cas, alors que la sclérose valvulaire a atteint un degré plus considérable encore, on entend, immédiatement après le bruit mitral, un nouveau claquement, dû pour M. Potain, à l'ouverture de la mitrale, qui s'ouvrirait bruyamment, les valves, soudées par leurs bords, et sclérosées, se trouvant brusquement mises en tension; ce claquement, désigné par M. Potain sous le nom de *claquement d'ouverture de la mitrale*, est inconstant et d'apparition tardive.

L'examen des vaisseaux périphériques ne fournit, dans le rétrécissement mitral, que peu d'indications. Le pouls est petit, la quantité de sang mise en mouvement à chaque systole étant moindre qu'à l'état normal, son tracé sphygmographique n'a rien de caractéristique.

Parfois, le pouls est irrégulier. *L'arythmie permanente* est en rapport avec une altération chronique du myocarde; en outre, on constate parfois de véritables *crises d'arythmie*, accompagnées de *tachycardie*, pendant lesquelles le nombre des pulsations peut monter à 150 par minute. Ces crises peuvent s'observer au cours des maladies infectieuses, et semblent alors résulter de l'abaissement de la tension sanguine; on pourrait aussi leur assigner une origine toxique ou nerveuse; enfin, un élève de M. Huchard, le Dr Nauplioton, les attribue, dans certains cas, à une hyperchlorhydrie transitoire.

Les *jugulaires* sont fréquemment distendues; on y constate souvent du *faux pouls veineux* avec soulèvement présystolique et affaissement pendant la systole; le pouls veineux vrai systolique s'observe au contraire lorsque le rétrécissement mitral a abouti à l'asystolie.

La stase viscérale est surtout marquée dans le poumon; dès que la lésion cesse d'être compensée, apparaissent, aux poumons, des signes indiquant la congestion permanente des bases ; nous aurons à y revenir à propos des complications.

Formes cliniques. — 1° Souvent les signes du rétrécissement sont associés à ceux de l'insuffisance. On se trouve alors en présence de la *maladie mitrale* de Duroziez, ordinairement consécutive au rhumatisme. Les signes d'insuffisance prédominent, le plus souvent ; ceux du rétrécissement sont simplement surajoutés : en pareil cas, le claquement exagéré de la mitrale fait défaut ; le premier bruit a plus ou moins disparu, remplacé par le souffle systolique de l'insuffisance.

2° Parfois les signes du rétrécissement mitral apparaissent à un âge avancé, chez des sujets atteints d'artério-sclérose : en pareil cas, l'hypertrophie cardiaque est considérable ; au rétrécissement mitral s'ajoutent, en outre, les signes artériels de la sclérose : élargissement de la matité de l'aorte ; surélévation de la sous-clavière gauche : le pouls est petit et dur ; au sphygmographe, on constate une ligne d'ascension peu élevée, à laquelle succède le plateau de l'athérome.

Accidents et complications. — Le rétrécissement mitral, dit M. Huchard, est une maladie *dyspnéisante, hémoptoïsante, embolisante,* par excellence.

Les premiers accidents apparaissent d'ordinaire du côté du poumon : c'est là que se manifestent, tout d'abord, les troubles circulatoires consécutifs à la stase de l'oreillette gauche, où le sang s'accumule en quantité anormale, les faibles parois de l'oreillette étant impuissantes à lutter longtemps contre le rétrécissement. Le malade éprouve donc au bout d'un certain temps de la *dyspnée d'effort*, puis celle-ci tend à devenir *continue*, surtout *nocturne*, entrecoupée de crises de *pseudo-asthme cardiaque*; c'est là le prélude de l'asystolie, qui ne tarde pas à faire son apparition.

De temps en temps, les malades sont pris d'*hémoptysies*, remarquables par leur abondance et leur ténacité; le sang rendu est noirâtre, presque pur; de semblables hémoptysies relèvent, soit d'un infarctus pulmonaire, soit, tout simplement, de la congestion : l'auscultation montre alors la poitrine remplie de râles humides.

On observe, parfois, d'autres hémorragies; les épistaxis et les métrorragies sont particulièrement fréquentes au cours du rétrécissement associé à l'insuffisance.

Enfin, le rétrécissement mitral peut déterminer la production d'*embolies* viscérales; les caillots, accumulés dans l'oreillette gauche principalement, finissent par s'effriter, et des parcelles s'en détachent pour être lancées dans le torrent circulatoire. Cet accident survient à l'occasion d'une brusque variation de la tension artérielle; à la suite d'un effort, d'une fatigue, la nuit après un repas copieux; parfois, enfin, après l'administration intempestive de la digitale. L'embolie est surtout *cérébrale*; le malade se réveille un matin avec une hémiplégie accompagnée, ou non, d'aphasie; cette hémiplégie devient chronique et s'accompagne bientôt de contracture; le membre supérieur est en demi-flexion, l'inférieur, en extension. Mais l'évolution est lente, la contracture souvent légère; la guérison peut même s'observer : c'est l'une des hémiplégies avec contracture les moins redoutables, tant qu'une nouvelle embolie ne vient pas compliquer les choses.

D'autres fois, l'embolie est *pulmonaire;* elle est annoncée par une douleur subite avec dyspnée et crachats hémoptoïques abondants et répétés.

Plus rares sont les embolies des autres viscères: foie, rate, rein.

Il nous faut, en terminant, mentionner tout spécialement les troubles circulatoires que peut produire le rétrécissement mitral, chez les femmes enceintes. Peter les a réunis sous le nom d'*accidents gravido-cardiaques.* Ils apparaissent pendant la seconde moitié de la grossesse; on peut en distinguer trois degrés : au degré le plus léger, ce sont de simples troubles nerveux, représentés par des palpitations ; le deuxième degré répond à des accidents cardio-pulmonaires, surtout caractérisés par une dyspnée permanente ou transitoire; signalons tout spécialement les crises d'œdème aigu du poumon ; elles sont particulièrement redoutables puisqu'elles se terminent souvent, lorsqu'on n'intervient pas rapidement, par la mort de la mère, ou l'accouchement prématuré, avec mort de l'enfant; enfin, au degré le plus élevé, se trouve l'asystolie aiguë: elle survient peu à peu à la suite de l'augmentation progressive de la dyspnée; d'autres fois, elle débute brusquement après une crise d'œdème pulmonaire, ou bien quelquefois après l'accouchement; elle relève alors d'une thrombose cardiaque (Vaquez).

MARCHE ET PRONOSTIC. — L'évolution est toute différente, suivant que le rétrécissement mitral est pur ou associé à une insuffisance ; en cas de *maladie mitrale,* la terminaison à peu près fatale est l'asystolie, qui survient dès que le myocarde faiblit ; c'est une asystolie chronique, évoluant par poussées successives ; d'abord elle s'amende par le repos, puis elle devient irréductible ; le malade est alors un infirme cardiaque, condamné au lit jusqu'à l'heure plus ou moins rapprochée de sa mort.

Le pronostic est encore bien plus grave, lorsqu'il y a en même temps une autre lésion valvulaire ; l'insuffisance aortique peut se trouver associée à la maladie mitrale ; on conçoit qu'alors la marche soit particulièrement rapide. Au contraire, l'existence d'un rétrécissement pulmonaire compense, pour un temps, les accidents, en diminuant l'apport de sang dans le poumon, et, du même coup, la stase.

Le *rétrécissement mitral,* au contraire, met simplement le cœur en état de *méiopragie,* suivant l'expression de M. Potain ; c'est dire que le cœur, parfaitement suffisant pour un travail modéré, cesse de l'être dès que sa fatigue augmente ; cette lésion est parfaitement compatible avec une bonne santé, pourvu que le sujet veuille bien se rappeler qu'il est un malade, et ne commette aucune erreur d'hygiène ou aucun excès, pourvu toutefois que les organes essentiels demeurent en bon état.

D'une manière générale, le pronostic est subordonné :

1° Au degré des lésions ;

2° Au travail demandé au cœur ;

3° A l'état du cœur, et principalement du myocarde.

Très souvent il existe une myocardite chronique, due au rhumatisme, à l'artério-sclérose ou à quelque infection ou intoxication surajoutée à la cardiopathie valvulaire.

Lors donc que l'on constate une grosse hypertrophie du cœur avec arythmie permanente, et surtout si la rétrostase pulmonaire aboutit aisément à des crises d'asystolie, le pronostic devient des plus graves; il faut redoubler de soins et d'attentions, sous peine de voir apparaître l'asystolie définitive.

Nous avons déjà insisté sur la gravité d'autres lésions valvulaires chroniques. L'existence d'une symphyse du péricarde est, elle aussi, particulièrement redoutable.

4° Enfin, à l'état des principaux viscères dont les altérations augmentent la fatigue du cœur et peuvent changer la marche habituelle de la maladie. D'ordinaire, en effet, les accidents pulmonaires sont les premiers en date, mais qu'il existe une lésion importante du foie ou des reins, par exemple, les troubles circulatoires se feront sentir surtout dans l'organe malade, dont les plaintes domineront, en le déformant, le tableau symptomatique habituel.

DIAGNOSTIC. — 1° *Diagnostic positif.* — Il faut savoir rechercher le rétrécissement mitral dont les symptômes fonctionnels sont de nature le plus souvent à égarer le diagnostic. Toutes les fois donc qu'on se trouvera en présence d'une chlorotique ou d'un sujet présentant les symptômes d'une tuberculose pulmonaire torpide, il faut rechercher le rétrécissement mitral ; nous verrons plus loin, en étudiant les rapports du rétrécissement mitral et de la tuberculose, que la présence de lésions pulmonaires n'est pas de nature à exclure la sténose.

Enfin, il faut savoir que les accidents initiaux du rétrécissement mitral ne sont pas forcément analogues à ceux que nous avons décrits. M. Landouzy a signalé une forme dyspeptique, débutant par des troubles de la digestion, et une forme dyspnéïque, annoncée par des crises de pseudo-asthme : parfois aussi la maladie se révèle tout d'abord par l'un des accidents gravido-cardiaques.

L'examen du cœur rend le diagnostic facile dans bien des cas, mais il faut savoir que, souvent, les signes physiques ne sont pas au complet.

En entrant à l'hôpital, le malade est fatigué : son cœur bat précipitamment ; on ne perçoit que le frémissement présystolique, qui est perceptible à l'oreille et à la main ; puis, quelques jours de repos suffisant pour ramener le calme, le cœur se ralentit ; le frémissement s'atténue. On entend mieux le roulement diastolique et le dédoublement du second bruit.

Le *roulement diastolique* peut, lui aussi, disparaître : il ne reste plus, alors, que le dédoublement du deuxième bruit, et l'exagération du premier.

Le *dédoublement* ne présente pas toujours des caractères identiques. Tout d'abord, il est à *précession aortique;* c'est-à-dire que les valvules aortiques retombent les premières : cela tient à ce que, le ventricule gauche recevant moins de sang que normalement, se vide plus rapidement que de coutume, et revient aussitôt sur lui-même, aspirant, pour ainsi dire, les valvules aortiques, qui retombent plus vite que les pulmonaires (Potain).

Plus tard, la *précession* devient *pulmonaire;* ce renversement reconnaît une double cause. Tout d'abord, le myocarde se fatigue, et perd son énergie : il cesse bientôt d'exercer son action aspiratrice, sur les valvules aortiques : de plus, la rétrostase, qui atteint la petite circulation, a pour résultat d'augmenter notablement la tension dans l'artère pulmonaire, dont les valvules, tendant à retomber plus vite que normalement sitôt la systole terminée, ne tardent pas à rattraper, puis à dépasser les valvules aortiques.

Il existe une période intermédiaire, où le dédoublement disparaît ; il est alors remplacé par l'*accentuation du claquement des sigmoïdes pulmonaires;* on peut s'en rendre compte, en comparant les sensations perçues au foyer aortique et au foyer pulmonaire.

Le diagnostic est donc encore possible, lorsqu'on constate, simultanément, l'exagération du claquement pulmonaire, et celle du premier bruit : mais, au début, on peut ne percevoir que l'exagération du premier bruit; on ne peut alors avoir qu'une simple présomption, non la certitude.

Enfin, le rétrécissement peut être *aphone*, lorsque le cœur se contracte trop mollement ; aussi, est-il souvent fort utile, lorsque les signes sont peu nets, de faire faire un effort au malade : on les voit alors, souvent, devenir beaucoup plus nets, ou bien se modifier; parfois, la précession aortique devient, en peu d'instants, pulmonaire. La facilité plus ou moins grande, avec laquelle s'opèrent ces modifications, peut servir pour le pronostic. Parfois, aussi, lorsque le malade est en asystolie, on voit le cœur se relever, sous l'influence de l'administration de la digitale ; les signes physiques, qui faisaient défaut auparavant, apparaissent, alors, avec plus ou moins de netteté.

2° *Diagnostic différentiel*. — Il est particulièrement difficile, dans certains cas, avec l'*insuffisance aortique*. En effet, dans cette maladie, le ventricule gauche, hypertrophié, se contracte avec une énergie particulièrement grande : l'oreillette gauche est souvent dilatée ; enfin, l'auscultation révèle des signes qu'il n'est pas toujours aisé de distinguer de ceux du rétrécissement mitral. Cependant, le souffle diastolique de l'insuffisance aortique décroît progressivement ; c'est le contraire pour le roulement de la sténose mitrale ; le souffle d'insuffisance aortique ne présente, en outre, ni le même timbre : il est doux, humé, aspiratif ; ni le même siège : il présente son maximum au foyer aortique, et se propage, de là, vers l'appendice xiphoïde ou l'articulation sterno-claviculaire droite.

Cependant, on a signalé, dans quelques cas d'insuffisance aortique, l'existence, à certains moments, d'un bruit présystolique, simulant absolument le renforcement présystolique du rétrécissement mitral : il s'agirait là d'un rétrécissement mitral transitoire et d'origine purement fonctionnelle : la sténose serait due à ce que, dans certaines insuffisances, la colonne sanguine qui reflue de l'aorte dans le ventricule, pendant la diastole, viendrait se briser contre la grande valve de la mitrale, amenant son occlusion : celle-ci entrerait en vibration lorsque la systole auriculaire fait franchir l'orifice auriculo-ventriculaire à l'ondée sanguine.

Mais ces signes de pseudo-rétrécissement sont, répétons-le, transitoires et disparaissent brusquement d'un jour à l'autre.

Le *dédoublement du deuxième bruit* n'est pas absolument spécial au rétrécissement mitral. A l'état physiologique, il n'existe qu'à la fin de l'inspiration et au commencement de l'expiration, c'est-à-dire toutes les 5 ou 6 systoles ; il est alors léger ; les deux bruits ne sont jamais aussi éloignés l'un de l'autre que dans la sténose ; enfin, il suffit de faire changer le rythme respiratoire, pour faire varier le dédoublement. La distinction est donc d'ordinaire facile.

Le dédoublement pathologique est plus malaisé à reconnaître ; il s'observe dans la sclérose ou l'emphysème pulmonaire, et, en général, dans toutes les maladies susceptibles de produire la dilatation du cœur droit : il faudra se méfier de cette cause d'erreur, toutes les fois que l'on constate l'une des lésions pulmonaires que nous venons l'indiquer ; le diagnostic devient particulièrement difficile lorsque le dédoublement est dû à une symphyse du péricarde, souvent impossible à reconnaître avec certitude.

Signalons enfin la possibilité d'une erreur causée par un souffle extra-cardiaque de la pointe : on peut le prendre pour le roulement diastolique, ou pour le renforcement présystolique : son siège méso-cardiaque, l'absence de propagation, et, surtout, le caractère mésosystolique permettent d'ordinaire facilement d'éviter l'erreur.

3° Le rétrécissement mitral reconnu, on peut évaluer son *degré*. M. Potain distingue à la maladie trois étapes :

Dans la première, ce qui domine, c'est l'énergie des contractions ventriculaires ; le premier bruit est éclatant ; le dédoublement du deuxième bruit est à précession aortique; de plus, la sténose, étant encore peu accentuée, produit un roulement diastolique grave, dont les vibrations sont souvent assez intenses pour produire le frémissement cataire.

Le deuxième degré est caractérisé par une dureté plus grande du premier bruit : le roulement présente une tonalité plus élevée : le dédoublement du second bruit est remplacé par l'accentuation du claquement pulmonaire; c'est à cette période qu'on peut entendre le claquement d'ouverture de la mitrale.

Enfin, dans le troisième degré, le cœur faiblit, son premier bruit est sourd; le dédoublement est à précession pulmonaire : en même temps, le rétrécissement est trop serré pour permettre la production d'un roulement diastolique : on n'entend plus que le renforcement présystolique.

Ajoutons que ces signes n'ont rien de fixe; ils peuvent varier d'un jour à l'autre dans de grandes limites; le repos les diminue ; la fatigue, une maladie intercurrente augmentant le travail du cœur font paraître la lésion plus considérable.

ANATOMIE ET PHYSIOLOGIE PATHOLOGIQUES. — Nous considérerons successivement : 1° l'état de la valvule mitrale; 2° l'état du cœur; 3° le retentissement de la lésion cardiaque sur l'organisme.

1° *Valvule mitrale*. — Son aspect varie suivant qu'on se trouve en présence du rétrécissement mitral pur, ou du rétrécissement associé à l'insuffisance.

Les lésions de la maladie mitrale seront étudiées à propos de l'insuffisance; nous ne décrirons ici que celles du rétrécissement mitral pur.

L'appareil valvulaire est transformé en un véritable entonnoir : les valves, en effet, sont soudées par leurs bords, comme les paupières atteintes de blépharite chronique. L'orifice est considérablement réduit; souvent, il ne livre qu'avec peine passage au bout du petit doigt; on l'a vu ne pas dépasser le volume d'une plume d'oie.

Les valves, d'abord souples, deviennent ensuite dures, rigides, sclérosées.

2° *Cœur*. — Il présente, en premier lieu, une dilatation énorme de l'oreillette gauche. En effet, le premier résultat de la sténose est de diminuer la quantité de sang qui arrive dans le ventricule, à chaque systole de l'oreillette; celle-ci s'hypertrophie pour vaincre l'obstacle, puis bientôt se laisse dilater. On la trouve, à l'autopsie, doublée ou triplée de volume.

Puis, la stase se faisant sentir, par l'intermédiaire de la petite circulation, jusque dans l'artère pulmonaire, le ventricule, puis l'oreillette droite s'hypertrophient et se dilatent. Sous l'influence de la stase, des coagulations fibrineuses se forment dans les oreillettes, surtout dans l'auricule gauche; elles peuvent, en se détachant, donner naissance aux embolies.

On trouve donc, à l'autopsie, un cœur dont toutes les parties sont hypertrophiées et dilatées. Seul le ventricule gauche, ayant à accomplir un travail moindre que normalement, |conserve ses dimensions normales, ou même paraît plus petit, comme appendu aux autres cavités.

Lorsque le rétrécissement mitral est consécutif à l'artério-sclérose, on trouve, au contraire, le ventricule gauche énorme, sclérosé avec épaississement, parfois considérable, de ses parois. C'est qu'il existe en même temps de la sclérose aortique, d'où augmentation considérable de travail, pour le ventricule. L'aspect du rétrécissement n'est plus celui du rétrécissement mitral pur, on trouve les valves sclérosées, et souvent l'anneau auriculo-ventriculaire rétréci par épaississement de ses parois.

3° *Viscères*. — Les troubles circulatoires sont surtout accentués dans le poumon, qui est atteint de congestion chronique; ce sont les altérations du *poumon cardiaque*, que nous retrouverons à propos de l'asystolie. On trouve, également, des altérations semblables dans le foie, les reins. Signalons, cependant, l'extrême fréquence, au cours du rétrécissement mitral pur, des lésions tuberculeuses du poumon; le plus souvent il s'agit de tubercules ayant subi la dégénérescence fibreuse ou tout au moins de lésions à marche torpide peu avancées, quoique anciennes : il est rare de trouver des lésions de tuberculose ulcéreuse.

PATHOGÉNIE. — Nous n'insisterons pas sur la pathogénie du rétrécissement mitral consécutif au rhumatisme : nous y reviendrons en étudiant l'in-

suffisance mitrale ; ni sur celle du rétrécissement
mitral des artério-scléreux ; elle est évidente.

Plusieurs théories ont été proposées pour expliquer le rétrécissement mitral pur. C'est une maladie du jeune âge, dont le point de départ remonte
à la première enfance, parfois, même, à la vie
intra-utérine ; on l'observe chez les enfants issus
de parents alcooliques, syphilitiques ou tuberculeux ; ce sont d'ordinaire des sujets chétifs, malingres, d'aspect scrofuleux ; les femmes en sont atteintes trois fois plus fréquemment que les hommes.

Tantôt il semble que le rétrécissement mitral
soit dû à une *malformation ;* dans quelques cas, en
effet, tout le système artériel demeure atrophié.
Mais le plus souvent la sténose est le résultat d'une
endocardite véritable. MM. Potain et Pierre Teissier en font une manifestation de la tuberculose ;
il s'agirait pour eux d'une véritable sclérose cardiaque due aux toxines du bacille de Koch ; ces lésions
s'observeraient uniquement dans la tuberculose à
tendance sclérosante, c'est-à-dire dans la tuberculose à marche torpide. Voilà pourquoi les lésions
pulmonaires si souvent constatées sont aussi peu
avancées. Les mêmes auteurs attribuent même au
rétrécissement mitral une heureuse influence sur
les lésions tuberculeuses, dont il favoriserait la
cicatrisation, grâce à la stase pulmonaire qui en
est la conséquence.

Enfin, M. Teissier a pu, dans des cas où il n'y
avait pas de lésions tuberculeuses à l'autopsie,
retrouver des antécédents héréditaires ou collaté-
raux tuberculeux.

Cette manière de voir ne comprend peut-être

pas tous les cas. Nombre d'auteurs admettent la possibilité d'une *sténose mitrale fonctionnelle*, par spasme du sphincter qui entourerait l'orifice auriculo-ventriculaire, ou bien, par spasme des piliers, qui maintiendraient les valves dans un état permanent de demi-occlusion. Ce spasme serait dû à l'hystérie, pour M. Giraudeau, qui a relevé, dans nombre de cas, les stigmates de cette névrose ; on peut même décrire une forme cardiaque de l'hystérie, qui se traduit, alors, par de la dyspnée, des palpitations, des douleurs précordiales, des crises angineuses : on observerait alors, au début des crises, une aura cardiaque ; les crises elles-mêmes sont parfois légères, représentées seulement par des vertiges, des défaillances intellectuelles, attribuables aux troubles circulatoires.

Nombre d'auteurs, parmi lesquels M. Cuffer, admettent l'existence d'un rétrécissement mitral de spasmodique. La disparition, signalée par Peter, rétrécissements associés à la chlorose, alors que celle-ci s'améliore, rend vraisemblable l'existence d'une sténose fonctionnelle et transitoire.

TRAITEMENT. — Le rétrécissement mitral pur, que nous envisagerons seul ici, n'est qu'une lésion ; il faut l'empêcher de devenir une maladie. On le peut, en prescrivant une vie bien réglée, sans fatigues, ni excès ; dans ces conditions, on a vu des malades atteindre l'extrême vieillesse, malgré l'existence d'une sténose mitrale confirmée.

Ce qu'il faut craindre, en particulier, c'est, pour la femme, les fatigues de la grossesse et de l'allaitement ; cette préoccupation a inspiré à Peter son célèbre axiome : «Fille, pas de mariage ; femme, pas d'enfants ; mère, pas d'allaitement. » Ne peut-on jamais enfreindre cette loi sévère ? Il est certain que des femmes ayant un rétrécissement mitral ont eu plusieurs enfants, sans jamais avoir d'accidents ; il serait donc exagéré de proscrire, systématiquement, le mariage et la grossesse, dès qu'on trouve un rétrécissement mitral. Cette question est des plus délicates ; il n'existe pas, à ce sujet, de règle absolue. Il faut se baser sur l'état du myocarde, celui des principaux viscères, enfin, sur l'état général, et les antécédents de la malade : lorsque l'enquête donne des résultats favorables, on ne saurait condamner une femme au célibat.

Enfin, lorsque le cœur commence à fléchir, il faut intervenir, au plus tôt, avant que les lésions ne soient irrémédiables.

Avant tout, on évitera les toniques du cœur, qui, le plus souvent, ne cède que parce qu'il est épuisé, non parce qu'il est malade ; il faut donc s'abstenir absolument de la digitale à hautes doses ; son emploi est, d'ailleurs, dangereux ; on l'a vue, en relevant trop brusquement la tension sanguine, être la cause occasionnelle d'embolies.

Il faut donc, autant que possible, diminuer le travail du cœur, par le repos et le régime lacté. On combattra les causes de troubles circulatoires (dyspepsies, affections pulmonaires, hépatiques ou rénales, aiguës ou chroniques); on diminuera la stase pulmonaire par l'emploi de ventouses nombreuses et répétées ; on tâchera de favoriser la circulation périphérique, par l'emploi de la digitale à petites doses, qui, comme nous le verrons ailleurs, agit, alors, non sur le cœur, mais sur le tonus des petits vaisseaux.

Les accidents gravido-cardiaques seront combattus par l'emploi de révulsifs, et, en cas d'œdème du poumon, par une saignée, qui, faite à temps, amène, bien souvent, la sédation immédiate. On préviendra le retour de ces accidents par le repos, le régime lacté, l'emploi des diurétiques.

Insuffisance mitrale. — Symptômes. — Elle est d'ordinaire consécutive à l'*endocardite rhumatismale*. Vingt à vingt-cinq jours après le début de l'endocardite, on peut constater la présence du souffle qui la caractérise, alors que le malade n'en a, encore, ressenti aucune gêne.

Non seulement les signes physiques existent avant les signes fonctionnels, mais eux seuls peuvent fournir la certitude; nous les décrirons donc, tout d'abord.

Au début, alors qu'il n'existe encore ni troubles hydrauliques considérables, ni lésions bien accentuées du myocarde, le *souffle* est le seul signe de l'insuffisance mitrale. L'oreille, appliquée sur la région précordiale, perçoit un souffle d'intensité et de timbre fort variables. Tout d'abord, il est aigu, à cause de l'étroitesse du pertuis; plus tard, lorsque l'insuffisance est devenue plus considérable, il prend un timbre plus grave; parfois il devient *piaulant, musical*, ce qui indique, d'ordinaire, la rupture d'un cordage tendineux ou l'induration partielle de la valvule. Son intensité est, elle aussi, des plus variables, suivant l'énergie des contractions cardiaques.

Ce souffle est *holosystolique;* il commence avec

le premier bruit, qui est souvent atténué, ou masqué par le souffle, puis il s'entend pendant toute la systole, et finit exactement avant le deuxième bruit. Ce souffle est dit en *jet de vapeur*, c'est-à-dire que son intensité va en décroissant progressivement, parfois même il n'est perçu que pendant la première partie de la systole.

Enfin, caractères importants, le souffle de l'insuffisance mitrale présente son *maximum à la pointe*, et se *propage*, de là, en dehors, *vers l'aisselle*, et jusque *dans le dos*, entre les deux omoplates. Parfois aussi on perçoit un nouveau maximum au niveau de l'extrémité sternale du troisième espace intercostal gauche, lorsque l'auricule gauche distendue entre en contact direct avec la paroi.

On a cherché pourquoi le maximum du souffle siège à la pointe, alors que l'orifice mitral est situé bien plus haut. Il y a, pour rendre compte de cette particularité, plusieurs raisons : la pointe est la partie du ventricule gauche, qui entre en contact, le plus directement, avec la paroi thoracique ; de plus M. Bergeron a montré qu'une colonne liquide, rencontrant le sommet d'un infundibulum, s'y brise : ses vibrations vont en rétrocédant.

Quant au souffle perçu dans le dos, il semble résulter du reflux de l'ondée sanguine dans l'oreillette gauche et l'artère pulmonaire, et répond au « pouls pulmonaire » de Duroziez.

Lorsque le souffle est très intense, ses vibrations sont perçues, au palper, sous forme d'un *frémissement cataire*, analogue à celui du rétrécissement mitral, mais moins fréquent ; il s'en distingue, en outre, par ce fait qu'il est, comme le souffle, holo-systolique, et non présystolique.

A ces signes, ne tarde pas à s'ajouter l'augmentation de la matité cardiaque. Elle est due à l'hypertrophie et à la dilatation du ventricule et de l'oreillette gauches. Tant qu'il n'y a pas de lésions importantes du myocarde, cette augmentation demeure peu considérable; la pointe est abaissée et déviée en dehors de un à deux centimètres seulement. L'augmentation de volume de l'oreillette gauche est, d'ordinaire, plus marquée; on constate, en la percutant dans le dos, une zone de matité analogue à celle du rétrécissement mitral, mais d'ordinaire moins étendue.

On trouve alors, dans nombre de cas, une accentuation manifeste du claquement des sigmoïdes pulmonaires; Eichhorst attribue une certaine importance à ce symptôme, qui indique simplement la stase dans la petite circulation.

Enfin, il est fréquent de constater, en même temps que les signes de l'insuffisance, des symptômes de rétrécissement mitral plus ou moins prononcé. Le souffle systolique est alors précédé d'un roulement diastolique, avec renforcement présystolique; le deuxième bruit est dédoublé.

Les *caractères du pouls* n'ont rien de bien spécial : ils indiquent, seulement, ici comme dans le rétrécissement mitral, que l'ondée sanguine, mise en mouvement à chaque systole, est moins considérable que normalement.

Le pouls est petit; au sphygmographe, la ligne d'ascension est peu élevée, avec exagération du dicrotisme normal.

Souvent, on constate, en outre, de l'arythmie ; elle est interprétée de différentes façons ; M. Marey l'attribue à l'insuffisance mitrale elle-même ; le sang s'écoule à chaque systole ventriculaire, à la fois par l'aorte et par l'insuffisance, la quantité, qui reflue dans l'oreillette, présenterait des variations qui seraient la cause de l'arythmie, le cœur se contractant presque à vide, par moments. D'après le même auteur, l'arythmie n'existerait que si l'insuffisance n'est pas accompagnée de rétrécissement mitral dont la présence régulariserait les battements cardiaques.

M. Peter propose une autre explication ; l'arythmie résulterait, tantôt de quelque trouble d'innervation, tantôt de lésions dégénératives du myocarde. Quelle que soit l'interprétation admise, l'arythmie ne manque guère, dès que le cœur est dilaté et hypertrophié. Elle consiste, surtout, en faux pas du cœur ; certaines pulsations n'arrivent pas jusqu'à la radiale, et manquent au pouls, alors qu'on les retrouve au cœur.

L'arythmie a pour conséquence la production de variations dans l'intensité du souffle, qui peut faire défaut à certains moments ; cela rend parfois assez difficile la distinction du souffle de l'insuffisance, d'avec un souffle extra-cardiaque.

Enfin, on trouve assez souvent, mais cependant moins fréquemment que dans le rétrécissement mitral, du faux pouls jugulaire ; il indique la stase de la grande circulation, et représente le prélude de l'asystolie.

Les *symptômes fonctionnels* font complètement défaut, tant que le ventricule gauche peut compenser la lésion par l'énergie de ses contractions. Dès que le myocarde faiblit, apparaissent des signes de stase, surtout marqués dans la petite circulation.

Souvent, l'attention du malade est attirée, tout d'abord, par la *dyspnée*, qui peut revêtir plusieurs formes. Tantôt il s'agit de *dyspnée d'effort :* dès qu'il veut monter un escalier, faire un effort musculaire considérable, ou, simplement, marcher un peu vite, le malade est pris d'oppression, avec sensation de barre épigastrique, l'obligeant à s'arrêter.

Peu à peu, cette *dyspnée* devient *continue ;* elle est plus forte après les repas, et la nuit ; les malades craignent la position horizontale, leur oppression augmentant par le décubitus ; de temps en temps, apparaissent des crises de *pseudo-asthme cardiaque,* causé par une poussée d'*œdème aigu du poumon*.

L'auscultation montre que la cause de la dyspnée d'effort et de la dyspnée continue est la stase croissante dans le poumon ; on constate des signes de plus en plus nets de *congestion des bases,* surtout à gauche.

Puis, apparaissent des phénomènes qui indiquent le ralentissement de la circulation générale ; le malade présente, surtout après une marche prolongée, de l'*œdème périmalléolaire vespéral ;* tout d'abord, il s'atténue par le repos, puis il devient permanent et envahit peu à peu les membres inférieurs, sur toute leur hauteur.

En même temps qu'apparaissent ces symptômes, le malade éprouve des troubles digestifs ; il est somnolent après les repas, ressent de la pesanteur à l'épigastre, présente des éructations fréquentes ; ces troubles indiquent la production de fermentations exagérées dans l'estomac, favorisées par la stase sanguine dont est atteint cet organe, comme les autres viscères.

On note souvent un état de paresse intellectuelle, d'apathie, qu'il est d'usage de rapporter à la stase cérébrale : enfin, le foie est gros, présente de fréquentes poussées congestives.

A cette période de la maladie, le patient présente un faciès spécial : son teint est vultueux, les pommettes, vivement colorées, sont sillonnées de nombreuses trainées rouges, dues à l'existence de varicosités des petits vaisseaux ; les traits sont bouffis, les lèvres cyanosées ; enfin, l'orthopnée fait que *le malade est assis, tandis que l'aortique est couché* (Lasègue). Cet aspect, qu'on retrouve fréquemment aussi en cas de rétrécissement mitral, contraste avec le teint pâle des aortiques.

MARCHE, DURÉE, TERMINAISONS. — La période compensée varie suivant l'état du myocarde, celui des autres viscères, et l'hygiène du malade : on a vu des malades demeurer de longues années, sans souffrir de leur insuffisance mitrale ; on ne saurait assigner de limites, même approximatives, à la durée que peut atteindre la période de tolérance ; toutefois, il est rare qu'un malade ayant une vie tant soit peu active reste plus de quelques années sans présenter au moins quelques troubles fonctionnels.

La marche de la maladie peut, d'ailleurs, être accélérée par une maladie intercurrente, qui augmente les troubles circulatoires, ou bien par une poussée nouvelle d'endocardite ou de myocardite. Il ne faut pas oublier, en effet, que les cardiopathies chroniques mettent le cœur en état de moindre résistance, vis-à-vis des inflammations ultérieures.

Une fois la période de compensation dépassée, la maladie tend à aboutir, plus ou moins rapidement, à l'asystolie. Celle-ci est une asystolie chronique ; les crises se succèdent à des intervalles de plus en plus rapprochés, et éclatent pour des causes occasionnelles de plus en plus légères : finalement, l'asystolie devient irréductible et conduit fatalement à la mort par syncope, thrombose cardiaque, ou collapsus cardiaque.

L'évolution peut être hâtée par un accident ou une complication analogues à ceux du rétrécissement mitral. Les accidents gravido-cardiaques, que nous avons décrits à propos du rétrécissement, peuvent s'observer au cours de l'insuffisance ; ils surviennent cependant moins souvent, et demeurent, d'ordinaire, plus atténués.

Pronostic. — Il est donc sévère ; les éléments de gravité sont les mêmes que pour le rétrécissement mitral : nous n'y reviendrons pas ; disons seulement que l'insuffisance est toujours plus grave que le rétrécissement mitral pur, et, d'ordinaire, de durée plus courte.

Chez l'enfant, le pronostic est particulièrement bénin, tant que la période de compensation n'est pas dépassée ; on aurait même observé la disparition complète des signes d'insuffisance au moment de la puberté, par suite du développement du cœur, qui s'adapte à sa lésion et arrive à l'annihiler. Par contre, dès que surviennent l'arythmie et la dilatation cardiaque, indiquant l'hyposystolie, le pronostic devient plus grave que chez l'adulte ; souvent, en effet, la dilatation devient rapidement permanente, irréductible, malgré l'emploi des toni-cardiaques.

DIAGNOSTIC. — Il est d'ordinaire facile. Le patient se plaint de dyspnée d'effort et d'œdème périmalléolaire vespéral. l'auscultation permet de reconnaître le souffle. D'autres fois, celui-ci est constaté par hasard, ou bien l'attention est attirée par un accident, par exemple l'un des accidents gravido-cardiaques.

Le souffle de l'insuffisance mitrale est aisé à reconnaître d'avec les souffles produits par les autres lésions organiques du cœur. Seule, l'*insuffisance tricuspidienne par endocardite* peut prêter à confusion; elle donne naissance à un souffle, qui peut être aussi intense, et de même timbre, que le souffle de l'insuffisance mitrale ; ce souffle peut s'entendre à la pointe; le diagnostic se fait par l'absence de propagation vers l'aisselle et dans le dos, et par la prédominance des signes veineux, en cas d'endocardite chronique tricuspidienne. D'ailleurs, cette dernière est rare : le diagnostic de l'insuffisance tricuspidienne par simple dilatation ne présente pas les mêmes difficultés ; ici, le souffle est faible, et s'accompagne des signes cardiaques et périphériques de l'asystolie.

Les *bruits extra-cardiaques* peuvent occasionner bien des erreurs. Le frottement péricardique se reconnaît à sa rudesse, son absence de propagation, et, surtout, à ce qu'il est mésocardiaque et mésosystolique.

Les souffles *cardio-pulmonaires* sont aisés à diagnostiquer, pour les mêmes raisons que le frottement péricardique ; cependant M. Potain a spécialement attiré l'attention sur une variété de souffles assez difficiles à reconnaître d'avec l'insuffisance mitrale; ce sont les souffles qui se produisent en *dehors de la pointe*. Ils résultent de l'existence d'adhérences pleuro-péricardiques ; la languette pulmonaire est obligée de suivre fidèlement tous les mouvements du cœur, d'où la production, à chaque rétraction systolique de la pointe, d'un souffle exactement holosystolique, siégeant un peu en dehors de la pointe, ce qui fait croire aisément à une propagation vers l'aisselle. Le diagnostic est d'autant plus difficile que les insuffisances mitrales légères produisent un souffle à tonalité élevée, et sans propagations ; on est obligé de se baser sur des nuances ; le souffle n'est pas exactement apexien, mais son maximum est à côté du premier bruit; et surtout on constatera l'absence des signes périphériques de l'insuffisance mitrale: en particulier, il n'existe pas de dilatation de l'oreillette gauche, ni de troubles de la circulation pulmonaire.

A la période d'asystolie, le souffle d'insuffisance mitrale cesse d'être perceptible; on peut être tenté de rapporter les accidents à un autre organe, poumon, foie, et surtout rein ; le diagnostic se fera par les antécédents, et, surtout, par l'étude de l'urologie; l'asystolie par insuffisance mitrale ne détermine pas, dans la fonction urinaire, les modifications importantes qui existeraient, si l'asystolie était de cause rénale ou hépatique.

L'insuffisance mitrale étant reconnue, on peut en déterminer *le degré*, au moins dans une certaine mesure. En effet, à l'insuffisance mitrale légère, appartient le souffle aigu, sans propagations ; l'insuffisance mitrale considérable produit, au contraire, un souffle à tonalité basse, s'entendant dans l'aisselle et dans le dos ; l'oreillette gauche est énorme ; le cœur, tout entier, augmente de volume ; on constate un certain degré d'hyposystolie.

On peut aussi présumer de la résistance plus ou moins grande qu'offre le cœur à l'asystolie, d'après le degré de dilatation de l'oreillette gauche, et d'après la facilité plus ou moins grande avec laquelle se reproduisent les accès de dyspnée.

ANATOMIE PATHOLOGIQUE. PATHOGÉNIE. — 1º Dans la grande majorité des cas, l'insuffisance mitrale reconnaît pour origine une *endocardite aiguë*, principalement l'endocardite rhumatismale. C'est cette variété d'insuffisance qui nous a servi de type clinique ; nous décrirons de suite ses lésions.

Tout d'abord, l'insuffisance tient au passage de l'endocardite à l'état chronique, d'où sclérose et rétraction des valves, qui n'arrivent plus à l'occlusion complète. Mais, en même temps, les cordages de la valvule se sclérosent, eux aussi ; leur raccourcissement empêche la coaptation des valves, plus sûrement qu'une lésion de ces dernières.

L'insuffisance, une fois produite, amène d'importantes modifications du cœur. L'oreillette

gauche s'hypertrophie, pour lutter contre l'insuffisance, puis se dilate, d'où stase pulmonaire, et,
bientôt, fatigue du cœur droit, qui s'hypertrophie
et se dilate à son tour. Aussi, à l'autopsie, trouve-
t-on un cœur gros, mou, hypertrophié et surtout
dilaté dans toutes ses parties ; ses cavités, sauf le
ventricule gauche, sont encombrées de caillots cruoriques ; on peut aisément constater l'insuffisance
par l'*épreuve de l'eau*. Pour cela, on sectionne
l'oreillette gauche et on verse de l'eau dans le
ventricule, par l'orifice mitral. On comprime alors
le ventricule, en maintenant l'aorte fermée ; il est,
dès lors, fort simple de voir si le liquide peut
ressortir par l'orifice mitral insuffisant.

Au microscope, on constate souvent des lésions
dégénératives du myocarde ; cela explique son état
de mollesse et de flaccidité. Remarquons, d'ailleurs, qu'à priori l'hypertrophie ne doit pas être
aussi considérable que dans l'insuffisance aortique, par exemple, où le ventricule gauche doit
triompher d'un obstacle.

Nous n'insisterons pas sur les lésions viscérales;
ce sont celles de l'asystolie.

2° L'*insuffisance traumatique* présente une
physionomie spéciale ; elle est due, ordinairement,
à la rupture d'un pilier, qui vient s'interposer,
parfois, entre les valves, produisant de grandes
variations dans les caractères du souffle, qui, musical par moments, ne s'entend pas, à d'autres.

Souvent, la rupture n'a eu lieu que parce que
le pilier était déjà malade; l'altération la plus
commune est la sclérose.

3° Parfois, on ne trouve ni cause d'endocardite

aiguë, ni traumatisme, dans les antécédents. L'insuffisance semble reconnaître pour cause une intoxication, telle que le mal de Bright, le diabète, l'alcoolisme, l'intoxication par le plomb, en un mot, les principales causes de l'athérome. Une semblable insuffisance ne s'observe guère que chez les vieillards; Grisolle avait déjà insisté sur sa bénignité.

4° Enfin, un certain nombre d'insuffisances ne peuvent rentrer dans aucune des catégories précédentes. Doit-on admettre, alors, l'existence d'une *insuffisance mitrale fonctionnelle?*

Celle-ci serait, d'après M. Potain, beaucoup plus rare qu'on ne l'a dit; la prétendue insuffisance mitrale, signalée par M. Gangolphe, au cours des ictères, serait, pour M. Potain, une insuffisance tricuspidienne, consécutive à un trouble vaso-moteur du poumon. M. Huchard admet l'existence d'une insuffisance mitrale fonctionnelle, par spasmes des petits vaisseaux; M. Potain assigne au souffle ainsi entendu une origine extra-cardiaque.

Cependant, il semble que l'insuffisance mitrale puisse se produire, par simple dilatation, permanente ou transitoire, ou bien, par spasme des piliers (Stokes, Bamberger). C'est ainsi qu'on pourrait l'observer, dans les endo-myocardites aiguës, avant que les lésions soient suffisamment accentuées pour la produire par elles-mêmes; ou bien encore en cas de cœur forcé, chez les nerveux, les chlorotiques, qui présentent, parfois, des signes d'insuffisance alternant avec des signes de rétrécissement. L'insuffisance par dilatation permanente s'observerait chez les brightiques, ou dans les symphyses du péricarde, et serait due à ce que la dilatation éloigne, l'un de l'autre, les points d'insertion des piliers.

Toutes les insuffisances par dilatation seraient fort graves, au dire de M. Potain, car, pour se laisser dilater, il faut que le cœur soit faible ; aussi l'insuffisance est-elle d'emblée large, se traduisant par un souffle grave ; elle aboutit, rapidement, à l'asystolie.

Traitement. — Nous ne reviendrons pas sur les préceptes d'hygiène déjà exposés à propos du rétrécissement, il faut, avant tout, diminuer la fatigue du cœur, afin de prévenir les accidents.

Une fois ceux-ci produits, il faut mettre le malade au lit et au lait ; on obtiendra vite la cessation des accidents, tant que la maladie n'est pas trop avancée ; plus tard, il faudra recourir à l'emploi de la digitale. Il n'est point nécessaire de donner la digitale à hautes doses ; l'asystolie de l'insuffisance mitrale est l'une de celles qui cèdent le plus vite, grâce à l'emploi des toni-cardiaques. L'administration de la digitale à hautes doses est même dangereuse, on risque, en faisant revenir trop brusquement le cœur sur lui-même, de provoquer une hypertension brusque dans la petite circulation, d'où l'apparition possible de dyspnée et même d'hémoptysies, comme l'a signalé M. Potain.

En somme, le traitement de l'insuffisance mitrale est celui de la myocardite chronique et de l'asystolie ; nous renvoyons donc, pour plus amples détails, aux chapitres traitant de ces affections.

Insuffisance aortique. — C'est le reflux partiel de la colonne sanguine de l'aorte dans le ventricule gauche, pendant la diastole de ce dernier. Elle est due au défaut de coaptation des valvules sigmoïdes de l'aorte.

Symptômes. — Nous prendrons, comme type, l'insuffisance aortique consécutive au rhumatisme : c'est la variété la plus fréquente, et celle qui donne lieu à l'ensemble symptomatique le mieux caractérisé.

Les *signes physiques* existent souvent, avant les symptômes fonctionnels : comme la maladie mitrale, l'insuffisance aortique n'est, dans bien des cas, reconnue que par hasard.

Le signe pathognomonique, et le premier en date, c'est le *souffle diastolique*, qu'on entend du *foyer aortique*, c'est-à-dire au niveau de l'extrémité sternale du deuxième espace intercostal droit. De là, il se propage en divers sens ; la propagation la plus fréquente se fait dans le sens de l'aorte, c'est-à-dire, vers l'articulation sterno-claviculaire droite. Souvent aussi, le souffle se propage vers l'appendice xyphoïde, principalement lorsque la lésion atteint l'une des valves antérieures de l'aorte : en pareil cas, le souffle peut être perçu dans le dos, surtout chez les enfants, à cause de la moindre épaisseur du thorax. Enfin, le souffle peut se propager vers la pointe. Quelquefois, enfin, on l'entend à gauche du sternum.

Ce souffle est d'intensité variable ; le plus souvent léger, il peut être assez intense pour être perçu à distance : nombre de malades se plaignent de son intensité, qui, disent-ils, gêne leur sommeil.

Le timbre est, ordinairement, *doux, humé, aspiratif*, il n'atteint la rudesse des souffles mitraux que dans les cas anciens, alors que les valves sont indurées, sclérosées ou calcifiées.

Enfin, la tonalité est plus élevée que celle des souffles mitraux ; cependant, elle est soumise à de grandes variations, dépendant surtout du degré de l'insuffisance : plus celle-ci est légère, plus le souffle est aigu ; les grosses insuffisances produisent un souffle grave, parfois semblable à celui de l'insuffisance mitrale.

Ce souffle peut n'occuper qu'une partie de la diastole, lorsqu'il est léger ; on peut, en pareil cas, le rendre plus net, en faisant lever les bras en l'air, ce qui augmente momentanément la tension aortique.

Le *claquement aortique* est, d'ordinaire, plus ou moins éteint, masqué par le souffle ; quelquefois, cependant, lorsque l'induration valvulaire devient considérable, il prend un timbre clangoreux.

Au début, le souffle diastolique est le seul symptôme d'insuffisance. Plus tard, le ventricule gauche s'hypertrophie ; aussi la matité cardiaque est-elle plus considérable ; la pointe est abaissée, parfois de plusieurs centimètres. Enfin, plus tard, l'oreillette gauche, puis les cavités droites s'hypertrophient et se dilatent à leur tour ; la matité cardiaque est alors augmentée dans tous les sens, comme le montre la *percussion*.

Enfin, le *palper* permet de constater, dans certains cas, l'existence d'un battement négatif de la pointe. Mais, le plus souvent, le choc est énergique, et particulièrement impulsif ; la main, appliquée à plat, sa paume sur la région apexienne, perçoit non plus un choc limité comme normalement, mais un soulèvement étendu et énergique de la paroi. M. Bard, qui a décrit ce phénomène sous le nom de *choc en dôme*, lui attribue une grande importance pour le diagnostic ; l'existence de ce symptôme est réelle, mais sa valeur n'est pas absolue ; on ne le constate que si l'insuffisance est pure, c'est-à-dire, non compliquée d'autres lésions du cœur.

Il est peu fréquent de constater, au palper, l'existence d'un *frémissement cataire*. Il est toujours beaucoup plus léger que celui des affections mitrales ; on le perçoit à la base, au niveau des deuxième et troisième espaces intercostaux droits, près du sternum.

Tels sont les signes fournis par l'examen du cœur : l'*examen des vaisseaux* est, au moins, aussi important. En effet, l'insuffisance a pour effet la production de grandes variations de la tension artérielle ; elle s'élève brusquement, pendant la systole, le ventricule gauche, hypertrophié, envoyant avec force, dans l'aorte, une quantité considérable de sang, puis, pendant la diastole, la tension artérielle s'abaisse brusquement, à cause de l'insuffisance. Il en résulte une véritable « danse des artères », dont les battements présentent une énergie et une amplitude spéciales.

Souvent, le malade se plaint de battements exagérés des carotides, gênants surtout la nuit. On constate, en effet, l'existence de battements exagérés des carotides, et de toutes les grosses artères en général. Le *pouls* est *bondissant*, suivant l'expression de Corrigan ; donnant au doigt l'impression d'un ressort qui se détend brusquement, le tracé sphygmographique est caractéristique ; il présente (fig. 7) un ligne d'ascension très élevée, brusque, presque verticale, à laquelle succède, immédiatement, une ligne de descente presque aussi brusque, le dicrotisme normal est peu marqué. Ces signes deviennent particulièrement nets, si on prend soin d'augmenter la tension aortique, en élevant le bras en l'air.

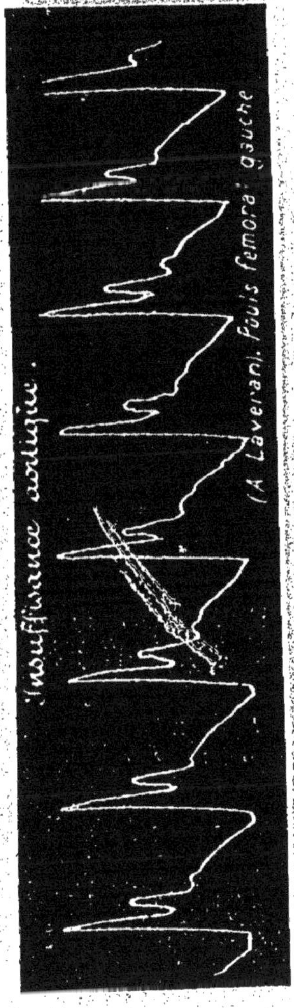

Les battements exagérés se retrouvent même sur les artérioles. Depuis longtemps, les ophtalmologistes avaient remarqué la brusque décoloration de la rétine pendant la diastole, et sa congestion intense pendant la systole.

MM. Quain, Tapret et Debove ont décrit un phé-

Fig. 7. — Tracé sphygmographique du pouls radial dans l'insuflisance aortique par endocardite.

nomène analogue, sous le nom de *pouls capillai-re*. Il est particulièrement net aux ongles, à cause des larges anastomoses qui unissent, à ce niveau, les capillaires, et consiste en une brusque décoloration diastolique, suivie d'une recoloration au moment de la systole. Ce signe est inconstant ; on le voit mieux en regardant l'ongle à jour frisant ; on le rend plus net en congestionnant les capillaires, par la compression de la matrice de l'ongle.

Le *pouls* capillaire se retrouve souvent sur la peau, surtout au niveau de la rougeur produite sur le front, par les bords du chapeau, pendant l'été, ou encore, au niveau de la traînée rouge que détermine une friction brusque, avec l'ongle. On le retrouve, enfin, sur les muqueuses, principalement sur la muqueuse bucco-pharyngée ou au niveau de la luette, qui est parfois animée de battements, comme l'a indiqué Frédéric Muller. On a enfin signalé le *pouls tonsillaire*, caractérisé par un soulèvement, à chaque systole, des piliers postérieurs du voile du palais ; les amygdales, soulevées par les battements des carotides, se rapprochent légèrement l'une de l'autre.

Enfin, Duroziez a signalé, au niveau des grosses artères, principalement sur la fémorale, un double souffle, connu sous le nom de *double souffle crural de Duroziez*. Normalement, le sthétoscope déprimant légèrement la fémorale, au niveau du triangle de Scarpa, détermine la production d'un souffle à chaque systole cardiaque, la colonne sanguine entrant en vibrations, au niveau du point rétréci. Dans l'insuffisance aortique, ce souffle est immédiatement suivi d'un second

souffle, dont l'interprétation a été discutée ; on
sait, actuellement, qu'il n'est pas dû au reflux du
sang à chaque diastole ; on le trouve, en effet, en
dehors de l'insuffisance aortique ; Duroziez l'a
signalé dans la chlorose, l'anémie, le saturnisme,
la dilatation du cœur sans insuffisance aortique :
il est produit, comme l'ont montré MM. Potain et
Vaquez, par un brusque abaissement de la tension
artérielle. Il ne se rencontre que si le cœur est suffisamment énergique, pour produire de grandes variations de la tension sanguine ; pour le percevoir,
il faut placer le stéthoscope comme le montre la
fig. 8, c'est-à-dire l'incliner vers le genou du malade, de manière à comprimer l'artère avec le bord

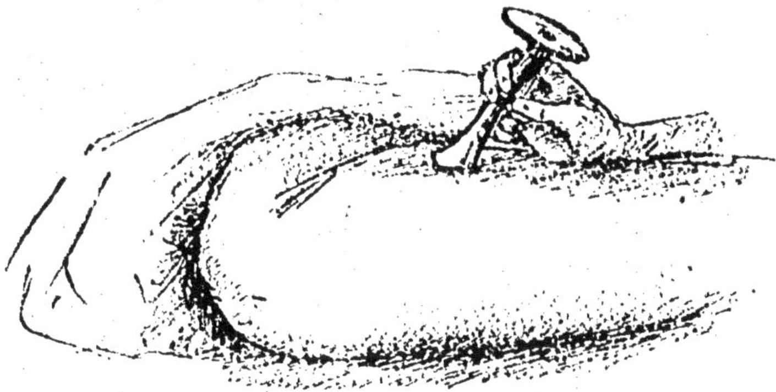

Fig. 8. — Manière de placer le stéthoscope pour percevoir
le double souffle crural de Duroziez.

inférieur du stéthoscope ; en effet, le second souffle
se propage en amont du point comprimé.

Les *symptômes fonctionnels* font à peu près
défaut, pendant toute la durée de la période compensée. Puis les malades viennent consulter le

médecin pour des accidents divers, qui, parfois, débutent brusquement à l'occasion d'une fatigue, d'un effort, d'une maladie intercurrente.

Il est rare que les troubles dont ils se plaignent attirent directement l'attention sur le cœur; rarement, au début de la maladie, les patients éprouvent de la dyspnée d'effort, comme les mitraux; plus souvent, ils ont des palpitations, des douleurs précordiales, ou même des crises d'angine de poitrine; mais ces accidents sont volontiers mis sur le compte du nervosisme, souvent exagéré chez les aortiques, qui sont irritables à l'excès, ce qui contraste avec l'apathie habituelle de mitraux.

Mais, le plus souvent, les symptômes fonctionnels semblent n'avoir aucun rapport avec le cœur; les malades accusent des crises de céphalalgie fréquentes; ils ont des bourdonnements d'oreilles, de l'insomnie causée par les battements exagérés des carotides; enfin, beaucoup éprouvent des vertiges, lorsqu'ils se lèvent brusquement ou, même, en s'asseyant dans leur lit, le matin au réveil. Ces troubles sont en rapport avec l'anémie cérébrale. De temps en temps, se produisent des poussées congestives, avec bouffées de chaleur à la face, épistaxis.

L'insuffisance aortique est certainement, de toutes les cardiopathies, celle qui a le plus de relations avec les maladies de l'estomac. Souvent, le premier symptôme en est l'apparition de douleurs d'estomac très intenses, accompagnées, parfois, d'hématémèses ou de mélena.

Enfin, fréquemment, on observe des troubles respiratoires paroxystiques; ce sont, principalement, des crises de pseudo-asthme-cardiaque, par œdème aigu du poumon. Nous n'insisterons pas, devant décrire l'œdème aigu dans la dernière partie de cet ouvrage.

FORMES CLINIQUES. — A l'insuffisance aortique par *endocardite chronique*, ou *maladie de Corrigan*, il convient d'opposer celle des *artério-scléreux*, encore connue sous le nom de *maladie de Hogdson*.

Tandis que l'insuffisance par endocardite est, d'ordinaire, une maladie de l'adolescent et de l'adulte, à cause de la fréquence plus grande du rhumatisme chez les sujets jeunes, la maladie de Hogdson apparaît à l'âge où s'observent, d'ordinaire, les premières manifestations de l'artério-sclérose, c'est-à-dire, après 40 ans ; elle atteint de préférence les sujets qu'une diathèse, comme la goutte, le diabète, une infection comme la syphilis, ou une intoxication comme l'alcoolisme ou le tabagisme chroniques, prédisposent à la sclérose artérielle.

Les *signes physiques* de la sclérose des artères et du cœur dominent ceux de l'insuffisance aortique. Le cœur est énorme, souvent irrégulier, la matité est considérablement augmentée, dans tous les sens ; on trouve en outre l'aorte dilatée, dépassant le bord droit du sternum, de un ou plusieurs centimètres, et donnant, à la percussion, une zone de matité remontant plus ou moins haut ; l'existence de cette zone de matité aortique, à la partie supérieure de la matité cardiaque, donne à celle-ci une forme spéciale, en « casque de pompier » (Potain) ; elle est représentée dans la fig. 3 (p 32).

L'aorte n'est pas seulement élargie, mais encore allongée; ses battements deviennent perceptibles au palper, au niveau de la fourchette sternale, qu'elle arrive, parfois, à effleurer; on constate l'élévation des sous-clavières, principalement de la droite, dont les battements, au lieu d'être masqués par la clavicule, comme à l'état normal, sont perceptibles à la vue et au palper, au-dessus de la clavicule; parfois, cette surélévation est de plusieurs centimètres.

A l'auscultation, le souffle diastolique prend un timbre dur, rude, à cause de la dureté des parois de l'aorte et des valvules sigmoïdes; lorsqu'il existe des plaques calcifiées, la rudesse devient extrême; le souffle peut alors prendre un timbre musical.

Il n'est pas rare de constater en même temps un souffle systolique, rude, indiquant un certain degré de rétrécissement aortique. Enfin souvent le claquement aortique, au lieu d'être éteint, difficile à percevoir, est, malgré l'insuffisance, dur, éclatant, à cause de l'athérome.

De même que les signes cardiaques, les signes artériels sont profondément modifiés. Les grosses artères ayant perdu leur souplesse normale ne présentent plus de battements exagérés; la radiale est dure, sinueuse, en « *tuyau de pipe* »; le pouls n'est pas bondissant; son tracé sphygmographique cesse d'être pathognomonique; la ligne d'ascension est souvent moins élevée que normalement; entre elle et la descente, on trouve le plateau de l'athérome; le dicrotisme n'est pas exagéré (fig. 9). Enfin, la pression artérielle est celle des artério-scléreux, elle atteint et dépasse 25 centimètres de mercure.

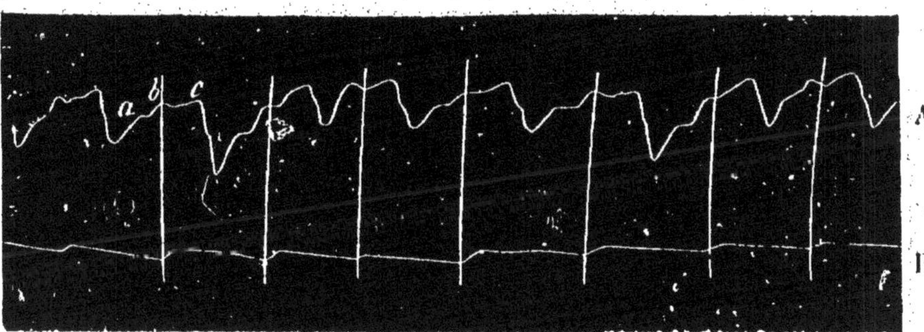

Fig. 9. — Insuffisance aortique par aortite chronique. A, tracé cardiographique; B, tracé sphygmographique du pouls radial.

Les petits vaisseaux, eux aussi, sont atteints par la sclérose; la peau est sèche, indurée, rugueuse, comme parcheminée; le teint pâle, ce qui donne au malade un faciès spécial. En outre, on constate les signes fonctionnels des scléroses polyviscérales; polyurie avec les petits signes du brightisme, sclérose pulmonaire, altérations du foie, etc... Au milieu de ces symptômes, ceux de l'insuffisance elle-même passent inaperçus, ou sont atténués et dénaturés.

Beaucoup plus rares et moins importantes sont les variétés qu'il nous reste à décrire.

L'insuffisance *traumatique* s'observe chez les jeunes sujets, à l'occasion d'un effort musculaire considérable, et surtout lorsqu'il y a, en même temps, effort musculaire, et traumatisme du thorax; c'est ainsi qu'on l'a vue chez des lutteurs ou à la suite d'un coup de pied de cheval.

Le début est alors brusque ; les malades éprouvent, tout à coup, une douleur déchirante, syncopale ; ils meurent aussitôt, ou rapidement, souvent à la suite de crises angineuses ; d'autres fois les accidents s'amendent rapidement ; l'auscultation permet de reconnaître l'existence d'une insuffisance, souvent considérable, qui persiste indéfiniment, donnant lieu aux accidents habituels.

Enfin, l'insuffisance est parfois congénitale : principalement dans l'hérédo-syphilis. Elle coïncide alors avec d'autres malformations artérielles : rétrécissement aortique, agénésie artérielle. L'insuffisance demeure, alors, au second plan, et s'efface devant les autres malformations, en général peu compatibles avec une survie prolongée.

MARCHE, DURÉE, TERMINAISONS, PRONOSTIC. — L'évolution est bien différente, suivant la variété à laquelle on a affaire. L'insuffisance congénitale demeure stationnaire ; l'insuffisance traumatique débute par des accidents fort graves, amenant souvent la mort rapide ; son pronostic est donc fort grave ; mais, une fois la première phase traversée, toute la gravité a disparu ; il ne s'agit plus que d'une lésion qui restera stationnaire, à moins qu'il ne survienne une poussée aiguë d'endocardite ou d'aortite.

Tout autre est la marche de l'insuffisance aortique par endocardite, et de la maladie de Hogdson. Toutes deux augmentent progressivement, et finissent par amener l'asystolie, à moins que le dénouement fatal ne soit hâté par un accident, ou une complication.

Mais les deux grandes variétés d'insuffisance

aortique, déjà distinctes par leurs symptômes, le sont encore davantage par leur évolution.

L'*insuffisance par endocardite* représente la plus bénigne des cardiopathies, tant qu'elle reste seule, et que le travail demandé au cœur n'est pas trop considérable, M. Peter citait l'exemple de deux médecins, qui, aortiques depuis longtemps, avaient atteint un âge avancé, tout en soignant une nombreuse clientèle.

Mais les accidents ne tardent pas à éclater, si l'insuffisance est compliquée d'une autre lésion cardiaque : rétrécissement aortique, maladie mitrale, myocardite chronique ou symphyse du péricarde. Il en est de même, lorsque le travail du cœur est augmenté par l'apparition de quelque lésion des principaux viscères ; signalons, en particulier, la gravité des affections broncho-pulmonaires ; l'épidémie de grippe de 1889 causa la mort de nombreux aortiques.

L'asystolie, une fois déclarée, est bien plus grave que celle des mitraux. Elle ne survient, en effet, que lorsque le ventricule gauche faiblit, aussi devient-elle rapidement irréductible.

Assez fréquemment, la mort est causée par une complication : crise d'œdème pulmonaire, syncope, embolie cérébrale.

Au contraire, le pronostic de la *maladie de Hoydson* est bien plus grave, car à l'insuffisance aortique s'ajoutent d'autres lésions cardio-artérielles bien plus graves. Le malade meurt, non de son insuffisance, mais d'une syncope, d'une crise d'angine, occasionnée par la coronarite ; la mort peut être amenée en quelques heures, ou même quelques instants, par un infarctus du poumon, ou par une crise d'œdème aigu du poumon; elle peut être produite, à plus ou moins longue échéance, par des accidents d'intoxication, dus à l'insuffisance rénale et hépatique, causés par la sclérose de ces organes : ou bien par des accidents dus à la sclérose des vaisseaux de l'encéphale. L'asystolie, lorsqu'elle se produit, est souvent due aux lésions concomitantes du myocarde, plutôt qu'à l'insuffisance.

L'insuffisance aortique peut-elle guérir? Furbringer, en 1887, puis Frantzel, en 1890, ont parlé de guérison possible chez les enfants, le développement ultérieur des valvules sigmoïdes permettant leur coaptation parfaite, et la disparition de l'insuffisance; les cas en sont certainement rares, s'ils existent.

On voit, parfois, les symptômes de l'insuffisance disparaître, en cas de nouvelle poussée endocarditique; il est, en effet, possible que l'épaississement des valvules, causé par leur inflammation, puisse, momentanément, combler l'insuffisance, mais on ne saurait, alors, parler de guérison; une fois la poussée aiguë terminée, l'insuffisance redevient ce qu'elle était, sinon davantage.

Diagnostic. — Il est, en général, facile. Lorsqu'un malade, ayant le teint pâle des aortiques ou bien des signes d'artério-sclérose, vient consulter pour des vertiges, des palpitations, des crises de gastralgie, il faut penser à rechercher l'insuffisance aortique, par l'examen du cœur et des vaisseaux.

La simple constatation du souffle diastolique

permet souvent le diagnostic. Il est facile de le distinguer d'avec les souffles anorganiques de la base : ceux de l'anémie se produisent dans les jugulaires ; c'est un bruit musical et continu, ne présentant ni le même siège, ni les mêmes propagations que le souffle de l'insuffisance. Le frottement péricardique est mésocardiaque, mésosystolique, sans propagations, de même que les souffles cardio-pulmonaires.

Le diagnostic avec d'autres lésions valvulaires est, parfois, moins facile. Le souffle peut être entendu à gauche du sternum ; on pense, alors, à une insuffisance pulmonaire, mais, en ce cas, l'hypertrophie cardiaque porte surtout sur les cavités droites; les signes artériels font défaut.

Nous avons déjà dit, en parlant du rétrécissement mitral, qu'on observait, parfois, dans l'insuffisance aortique, un bruit présystolique ressemblant exactement à celui du rétrécissement mitral ; il s'agit, en effet, d'un rétrécissement mitral véritable, mais fonctionnel et transitoire.

Le souffle diastolique est parfois malaisé à constater, masqué qu'il est, dans certains cas, par un souffle systolique, dû au rétrécissement aortique, ou, simplement, à l'athérome, ou, enfin, par la coexistence d'une autre lésion orificielle, principalement la maladie mitrale.

Enfin, parfois, le souffle est difficile à percevoir, à cause de son peu d'intensité. On l'augmente alors en faisant élever les bras en l'air ; on peut d'ailleurs presque affirmer l'existence d'une insuffisance aortique, alors même que le souffle manque, dans le cas où on constate simultanément une dilatation considérable de l'aorte, et l'éclat clangoreux du claquement aortique.

Les signes artériels présentent une importance au moins aussi grande que les signes cardiaques. Nous avons vu, toutefois, qu'ils manquent ou sont dénaturés dans la maladie de Hogdson : ajoutons que le double souffle crural, bon signe quand il existe, fait défaut, non seulement, lorsque les artères ont perdu leur élasticité, mais encore, toutes les fois que les contractions cardiaques sont peu énergiques. Nous avons dit, également, que son existence n'est pas absolument spéciale à l'insuffisance aortique.

Signalons, en terminant, les difficultés, parfois grandes, que l'on peut éprouver, en cas d'anévrysme aortique ; il simule parfaitement la maladie de Hogdson ; aussi, le diagnostic est délicat, lorsque l'anévrysme n'est pas évident ; il est alors basé sur la recherche des signes de compression des organes du médiastin, le signe de Mac Donnall, l'inégalité des deux pouls radiaux.

Pour apprécier le *degré de l'insuffisance*, les signes artériels seront d'un faible secours ; la tonalité du souffle est d'autant plus grave que l'insuffisance est plus large ; c'est là un bon signe, avec l'âge de l'insuffisance, que l'on peut évaluer, en recherchant, par l'interrogatoire, la maladie causale.

Nous avons suffisamment indiqué l'importance des autres lésions du cœur, dont la constatation assombrit singulièrement le pronostic ; disons cependant que le rétrécissement mitral a été considéré comme une heureuse complication de l'insuflisance aortique, dont il atténuerait les effets, en diminuant le travail du ventricule gauche.

Il est, de même, nécessaire d'examiner tous les viscères; l'état du rein, du foie et du poumon est aussi important que l'état du cœur, au cours de la maladie de Hogdson; signalons spécialement le danger des troubles gastriques, qui peuvent produire des troubles vaso-moteurs, susceptibles d'augmenter la fatigue du poumon (Potain).

ANATOMIE PATHOLOGIQUE ET PATHOGÉNIE. — 1° *La lésion aortique*. — La *maladie de Corrigan* est la conséquence d'une endocardite aiguë, c'est-à-dire qu'on la constate après un rhumatisme; plus rarement, elle est due à la fièvre typhoïde, la variole, la pneumonie.

En pareil cas, les lésions ne sont que le reliquat d'une inflammation aiguë; d'ordinaire, on constate l'épaississement du bord libre des valvules, qui sont ratatinées, réduites à un moignon, parfois méconnaissables. Ces lésions peuvent n'intéresser qu'une seule valvule, ou les trois ensemble.

Quelquefois, cependant, le souffle d'insuffisance était déjà perceptible, dès la période aiguë de l'endocardite; il s'agit, dans ces cas, rarement d'endocardite ulcéreuse; plus souvent, l'insuffisance est due à la présence, sur la face ventriculaire des sigmoïdes, et au niveau de leur bord libre, d'une végétation, qui empêche leur coaptation.

En cas de *maladie de Hogdson*, on trouve des lésions anciennes d'athérome aortique; les valvules sont scléreuses, indurées; leur défaut de coaptation peut être dû soit à leur rétraction scléreuse, soit à leur induration, soit au développement exagéré des nodules fibreux d'Arantius, que l'on trouve, souvent, calcifiés.

La coïncidence de l'insuffisance aortique et du tabes dorsalis est tellement fréquente qu'on a voulu faire une classe à part de l'insuffisance aortique des tabétiques, qui représenterait un véritable trouble trophique.

Mais ces malades sont généralement atteints d'artério-sclérose ancienne; leur insuffisance ne semble pas différer de celle des artério-scléreux.

La *rupture traumatique des valvules* siège au niveau de leur insertion, et peut atteindre une seule, ou plusieurs valvules sigmoïdes à la fois; on les trouve décollées, désinsérées, sur une étendue, longue parfois de plusieurs centimètres.

Dans tous les cas, l'insuffisance aortique est facile à constater, grâce à l'épreuve de l'eau. Il suffit, pour le faire, de sectionner transversalement l'aorte, à quelques centimètres au-dessus des valvules sigmoïdes; une certaine quantité d'eau, versée par l'aorte sur les valvules, détermine leur coaptation, et s'écoule lorsque celle-ci n'est pas parfaite. La seule cause d'erreur à éviter, c'est l'écoulement qui peut se faire par les coronaires, lorsque celles-ci ont été sectionnées.

Mais existe-t-il une insuffisance sans lésions, par simple trouble fonctionnel? Depuis Corrigan, qui en avait admis la possibilité, cette insuffisance a été très discutée; actuellement, elle n'est pas prouvée, et semble bien rare; MM. Potain et Barié ont démontré que l'anneau fibreux périaortique offre une résistance remarquable à la distension : en augmentant considérablement la tension intraaortique, on détermine la rupture des valvules, non leur insuffisance.

2° *L'état du cœur.* — Le ventricule gauche s'hypertrophie pour compenser le reflux diastolique, en envoyant plus de sang dans l'aorte, à chaque systole ; puis, l'oreillette gauche s'hypertrophie à son tour, pour arriver à lancer le sang qu'elle contient dans le ventricule, qui ne se vide jamais complètement. L'hypertrophie et la dilatation des cavités droites étant beaucoup plus tardives, on trouve, à l'autopsie, un cœur gros, surtout au niveau du cœur gauche.

Mais, surtout en cas de maladie de Hogdson, on trouve presque toujours des lésions chroniques du myocarde, qui contribuent, au moins autant que les troubles mécaniques, à produire l'hypertrophie.

Nous n'insisterons pas sur l'état des viscères ; en cas de maladie de Hogdson, leurs lésions sont celles de l'artério-sclérose généralisée ; dans l'insuffisance par endocardite, on trouve, à la période terminale, les lésions viscérales de l'asystolie.

Traitement. — Il est uniquement palliatif, puisqu'on se trouve en présence, surtout dans la maladie de Hogdson, de lésions scléreuses à peu près incurables. Cependant, en cas d'artério-sclérose, il faut essayer d'en enrayer la marche, par l'administration de l'iodure de sodium, à doses de 40 à 60 centigrammes par jour ; on en fait prendre au malade pendant des années en le faisant reposer dix jours par mois environ, pour éviter l'accumulation de l'iode dans l'organisme et les accidents toxiques qui en résulteraient.

Si on ne peut guère diminuer la lésion, il faut

du moins s'efforcer de mettre le cœur en état d'y suffire. Pour cela, on tâchera de diminuer sa fatigue par l'emploi du régime lacté, et en s'efforçant de maintenir les viscères en bon état.

On peut aussi tenter de tonifier le cœur : il faut le faire plutôt par l'exercice, en suivant la méthode d'Œrtel, que par l'emploi des toni-cardiaques, de la digitale en particulier, dont l'administration augmenterait l'éréthisme cardiaque. En outre, la digitale ralentit le cœur, au moins pendant la période compensée de l'insuffisance, c'est-à-dire qu'elle prolonge la diastole, qui est la période dangereuse de l'insuffisance aortique; le reflux serait ainsi plus considérable à chaque diastole.

Rétrécissement aortique. — Bien plus rare que les trois grandes lésions valvulaires que nous venons de décrire, il est, d'ordinaire, associé à la maladie de Hogdson, ou bien à l'insuffisance aortique, par endocardite.

Symptômes. — Souvent, le rétrécissement est reconnu par hasard : l'oreille, auscultant le foyer aortique, y perçoit un *souffle systolique*, se propageant, comme celui de l'insuffisance aortique, vers la clavicule gauche. Son timbre est des plus variables ; pendant la période aiguë de l'endocardite, la présence d'une végétation, au niveau des sigmoïdes aortiques, peut amener la production d'un rétrécissement dont le souffle est doux, léger, à peine perceptible; plus tard, une fois les lésions chroniques constituées, le souffle est le plus souvent doux; cependant, lorsque les lésions athéromateuses de l'aorte, dans la maladie de Hogdson, sont très prononcées, le souffle devient dur, râpeux, égal, comme intensité, à celui du rétrécissement mitral ; il peut, alors, se traduire, au palper, par un frémissement cataire systolique, siégeant dans la partie la plus interne du deuxième espace inter-costal droit.

Le cœur est plus volumineux qu'en cas d'insuffisance ; le ventricule gauche, ayant à lutter, en plus de l'insuffisance, contre l'obstacle créé par le rétrécissement, s'hypertrophie au maximum. Cependant, le choc de la pointe, souvent éréthique, est parfois affaibli, par suite de l'oblitération partielle des coronaires, due à l'athérome, et des lésions dégénératives, qui en résultent pour le myocarde.

Les *signes artériels* de l'insuffisance sont atténués par le rétrécissement ; le pouls est petit, dur, souvent très ralenti (Traube) : cette bradycardie est attribuée, par MM. Potain et Rendu, à une triple cause : les lésions du myocarde, celles des coronaires, celles de l'aorte. Parfois, le pouls est paradoxal, son peu d'amplitude contrastant avec l'énergie du choc de la pointe. Au sphygmographe, on constate que la ligne d'ascension est peu élevée, très oblique, presque horizontale ; on trouve ensuite le plateau de l'athérome, puis, la descente est lente, sans crochet, l'ensemble représente parfois une série d'ondulations, presque régulières.

Les *signes fonctionnels* sont ceux de l'insuffisance, qu'on trouve simplement exagérés. Lorsque le rétrécissement existe sans insuffisance, la période de compensation est très longue, elle peut atteindre et dépasser 20 ou 30 ans. On remarque, cependant, que le malade présente le teint pâle des aortiques, et recherche la position horizontale à cause des vertiges, des bourdonnements, qu'il a parfois en se levant. Puis, apparaissent peu à peu les palpitations, les crises de gastralgie, et les accès de suffocation, qui accompagnent la période non compensée de l'insuffisance.

Le *pronostic* est donc assez bénin, lorsque le rétrécissement aortique est pur, à cause de la longue durée de la période de compensation ; surajouté à l'insuffisance, le rétrécissement l'aggrave, et accélère le dénouement. Enfin, le malade succombe, moins du fait de son rétrécissement que par les progrès des lésions scléreuses de l'aorte et du myocarde.

Diagnostic. — Il suffit d'ausculter soigneusement le cœur pour éviter de confondre le souffle *systolique* du rétrécissement avec le souffle *diastolique* de l'insuffisance aortique : le diagnostic ne devient réellement difficile que lorsque le cœur est affolé, surtout si les deux lésions coexistent.

Un rétrécissement peu âgé produit un souffle doux, léger, que l'on pourrait fort bien confondre avec les souffles anorganiques de la base, surtout les souffles de l'anémie ; mais ceux-ci ont leur siège dans les vaisseaux du cou, présentent de nombreuses variations, suivant les changements de position et d'un jour à l'autre; il n'y a pas de modifications artérielles.

Plus tard, le rétrécissement produit un souffle rude, râpeux ; on le retrouve, dans l'athérome, même en l'absence de rétrécissement ; en cas d'athérome, on trouve, en outre, le cœur hypertrophié, et les signes artériels de l'athérome, mais on constate, au niveau de l'aorte, des symptômes particulièrement accentués de sclérose ; la matité déborde notablement le bord droit du sternum, offre l'aspect en « casque de pompier » ; les sous-clavières sont surélevées, enfin le claquement aortique présente une dureté et une intensité particulières.

ANATOMIE PATHOLOGIQUE ET PATHOGÉNIE. — Le rétrécissement *par endocardite* est dû, le plus souvent, à la soudure du bord libre des valvules ; dès la période aiguë, il peut être dû à une végétation.

Le rétrécissement *par sclérose aortique* est dû à la diminution du calibre de ce vaisseau. On peut en distinguer plusieurs variétés :

Tantôt il siège au niveau même des valvules, qui sont épaissies, calcifiées. Signalons, en particulier, l'hypertrophie et la calcification des nodules fibreux d'Arantius.

D'autres fois, le rétrécissement est sus-aortique, dû à une plaque d'athérome, située en aval des sigmoïdes.

Signalons enfin le rétrécissement sous-aortique ; il a été décrit autrefois, par Vulpian, en 1868, et porte sur la partie sous-valvulaire de l'aorte ; elle mesure un centimètre environ de hauteur, et peut être rétrécie soit par la propagation d'une endocardite mitrale, soit par l'athérome, qui atteint presque aussi souvent l'anneau mitral que l'aorte. En pareil cas, les lésions occupent la partie sous-valvulaire, et la face endocardique des valvules.

Plus rarement, le rétrécissement siège assez loin des valvules, sur la crosse aortique, comprimée par une tumeur du médiastin, principalement un ganglion.

9.

Signalons, enfin, le rétrécissement *congénital*. Il siège à hauteur de l'embouchure, dans l'aorte, du canal artério-veineux.

De toutes ces variétés, la soudure valvulaire est celle qui occasionne les rétrécissements les plus serrés ; leur calibre est parfois réduit au volume d'une plume d'oie.

Nous n'insisterons pas sur les lésions secondaires du cœur et des viscères ; ce sont celles qu'on trouve en cas d'insuffisance. Signalons, simplement, la fréquence de l'artérite des coronaires, et des lésions dégénératives du myocarde qui en résultent.

TRAITEMENT. — On conçoit qu'il soit uniquement palliatif ; on s'efforce, par une bonne hygiène, de diminuer les effets de la sténose et la fatigue du cœur ; cependant, en cas de lésions scléreuses, il est classique d'ordonner l'iodure de sodium à petites doses, comme pour la maladie de Hogdson.

Insuffisance tricuspidienne. — ÉTIOLOGIE. — C'est le plus souvent une *insuffisance fonctionnelle par simple dilatation* des cavités droites. Elle accompagne alors l'asystolie, dont elle représente la condition *sine quâ non ;* son histoire se confond avec celle de l'asystolie.

Beaucoup plus rarement, c'est une *insuffisance organique* résultant d'une endocardite aiguë. Elle est tout à fait exceptionnelle au cours du rhumatisme articulaire aigu, ou des maladies infectieuses, qui représentent la cause habituelle des endocardites aiguës : les lésions que produisent au niveau du cœur ces diverses maladies atteignent, de préférence, les valvules du cœur gauche, et, dans le cœur droit, les valvules pulmonaires. On ne connaît guère qu'un seul cas, rapporté par M. Chauffard, d'endocardite tricuspidienne rhumatismale isolée. Le plus souvent, les lésions de la valvule tricuspide, lorsqu'elles existent, sont marquées par d'autres valvulites coexistantes, endocardite mitrale ou aortique.

La principale cause de l'insuffisance tricuspidienne est l'endocardite ulcéreuse, surtout celle de l'infection puerpérale, qui représente la grande cause chez l'adulte.

Chez le fœtus et l'enfant, les endocardites aiguës, quelle que soit leur origine, manifesteraient une certaine prédilection pour la valvule tricuspide, dont l'insuffisance serait un peu plus fréquente, pendant les premières années de la vie que dans l'âge adulte.

Enfin, M. Barié a réuni trois cas de plaie du cœur, ayant donné lieu, après guérison, à une insuffisance tricuspidienne.

Symptômes. — *L'examen du cœur* montre une hypertrophie assez considérable, portant principalement sur les cavités droites, c'est-à-dire que la matité précordiale est agrandie surtout transversalement, la pointe est reportée vers l'aisselle plutôt qu'abaissée. L'oreillette droite, distendue, donne une zone mate, à droite du sternum; Gibson a même signalé, en ce point, l'existence de pulsations systoliques dues au reflux du sang dans l'oreillette, à chaque systole du ventricule droit.

Tous ces signes sont peu marqués dans l'insuffisance tricuspidienne organique, la seule dont nous ayons à nous occuper en ce moment.

Le principal signe physique de l'insuffisance

tricuspidienne est fourni par l'auscultation. On entend un souffle, le plus souvent léger, mais d'intensité fort variable. Elle dépend surtout de l'énergie des contractions cardiaques, et non du degré des lésions. Souvent même, le souffle est d'autant plus faible que l'insuffisance est plus prononcée. Son timbre est doux, sa tonalité basse ; cependant, parfois il est comparable, en rudesse et en acuité, à celui de l'insuffisance mitrale. Dans ces cas, plutôt exceptionnels, il peut s'accompagner d'un frémissement cataire systolique, très léger, que l'on peut percevoir au palper, au niveau de l'extrémité interne du cinquième espace intercostal droit.

Le maximum du souffle siège au même point que le frémissement, lorsque celui-ci existe : de là, le souffle se propage en diverses directions ; d'ordinaire sous l'appendice xyphoïde, mais parfois aussi il remonte le long du sternum ; on peut même l'entendre à gauche, dans la région de la pointe.

L'examen des jugulaires fournit un signe très important. On les voit très distendues et animées de battements systoliques, c'est-à-dire qu'elles présentent les caractères du vrai pouls veineux. C'est là un bon signe, lorsqu'il existe, car il permet, à lui seul, d'affirmer l'insuffisance tricuspidienne. Malheureusement, il n'est pas absolument constant ; il fait défaut, au début, tant que les lésions n'ont pas acquis un certain degré, et manque, de même, lorsque, par suite de la faiblesse du myocarde, la stase veineuse est devenue telle que leur distension atteint constamment un degré extrême, voisin des limites de l'élasticité des parois veineuses,

Enfin, le pouls jugulaire manque dans les cas anciens, où les parois veineuses sont atteintes d'inflammation chronique, c'est-à-dire épaissies et indurées.

Tout d'abord, il faut rechercher le pouls jugulaire, sur la jugulaire externe, et au niveau du confluent des jugulaires; plus tard, il s'observe sur toute la hauteur du cou et devient évident. Nous renvoyons, pour la description plus complète de ce phénomène, à la première partie de cet ouvrage.

On observe, de même, des *battements hépatiques*. On peut les constater de très bonne heure, avant l'apparition du pouls veineux. Par contre, souvent ce signe manque, soit que le foie ne déborde pas encore suffisamment les fausses côtes, soit qu'il présente des lésions scléreuses trop avancées, ou bien, enfin, lorsqu'il existe une ascite abondante, ou même, simplement, une surcharge graisseuse, assez considérable, des parois abdominales.

Nous ne reviendrons pas sur la description déjà faite de ce phénomène.

Les symptômes fonctionnels étant ceux de l'asystolie, nous ne nous y attarderons point davantage.

Évolution et pronostic. — L'insuffisance tricuspidienne par lésion organique représente l'une des plus graves d'entre toutes les cardio-valvulites chroniques. En effet, elle place le sujet dans un état de méiopragie particulièrement précaire : dès que le ventricule droit faiblit, ce qui ne tarde guère, on voit apparaître les symptômes de l'asystolie : celle-ci est d'emblée chronique, et devient très rapidement irréductible.

Le pronostic est souvent encore aggravé par la coexistence d'autres lésions valvulaires, mitrales ou aortiques ; le malade est alors un infirme cardiaque, sans cesse en état d'asystolie, jusqu'à sa mort.

DIAGNOSTIC. — I. — La constatation d'un *souffle systolique*, ayant son maximum à l'appendice xyphoïde, suffit pour faire le diagnostic, même en l'absence complète de signes veineux (Potain). Encore, faut-il distinguer le souffle de celui de *l'insuffisance mitrale*, et des *souffles anorganiques*.

Le *souffle de l'insuffisance mitrale* présente son maximum à la pointe, et se propage en dehors : le diagnostic est donc, le plus souvent, facile. Mais il est des cas embarrassants ; le souffle tricuspidien peut se propager à la pointe ; le timbre ne saurait suffire à trancher la question, puisqu'il peut être identique, dans les deux cas. D'autre part, le souffle de l'insuffisance mitrale ne se propage que bien peu vers l'aisselle, tout à fait au début de la maladie. Enfin, chez l'enfant, la difficulté augmente encore, parce fait que les souffles s'entendent tous au même point, la distinction des foyers ne s'établit guère avant douze ans.

Le diagnostic se fera par la recherche minutieuse du maximum, et par la recherche des signes de stase périphérique, qui, en cas d'insuffisance mitrale, seront, surtout, marqués au niveau du poumon : on constatera, en même temps, un certain degré de dilatation de l'oreillette gauche. Au contraire, en cas d'insuffisance tricuspidienne organique, on aura surtout du pouls jugulaire et hépatique.

Nous ne parlons pas, bien entendu, de l'insuffisance tricuspidienne par simple dilatation fonctionnelle ; le souffle qui l'accompagne ne ressemble guère à celui de l'insuffisance mitrale ; d'ailleurs, l'erreur ne saurait être que transitoire ; le repos et la digitale feront disparaître la dilatation, et, par conséquent, le souffle, qui augmenterait, au contraire, en même temps que l'énergie du myocarde, s'il s'agissait d'une insuffisance mitrale.

Les souffles anorganiques sont rares, dans la région tricuspidienne. Signalons, cependant, tout particulièrement, l'existence, assez fréquente après l'accouchement, d'un souffle extra-cardiaque, à timbre dur, râpeux, superficiel, faisant penser à un frottement péricardique.

Le diagnostic peut être parfois assez délicat. Il n'est basé que sur deux éléments : 1° la *variabilité*. Celle-ci n'est pas un caractère différentiel d'une valeur absolue, car le souffle de l'insuffisance tricuspidienne peut être extrêmement variable ; lorsqu'il n'y a, encore, qu'une simple tendance à l'insuffisance, le souffle augmente à chaque inspiration, parce qu'alors le ventricule droit est moins bien soutenu, ou même aspiré par le fait de l'ampliation pulmonaire ; 2° *le moment où se produit le souffle*, au contraire, a une valeur absolue. Le souffle de l'insuffisance tricuspidienne peut être assez léger pour s'éteindre avant la fin de la systole, mais toujours, il débute avec elle. Au contraire, toujours le souffle anorganique est mésosystolique ; il ne peut se produire que lorsque la rétraction du cœur a déjà atteint un certain degré.

II. — Les *signes veineux, pouls jugulaire vrai* et *battements hépatiques* ont une valeur séméiologique absolue, lorsqu'on a pu nettement établir qu'il s'agit bien de pulsations systoliques, et faire la distinction d'avec les faux pouls veineux. Nous ne reviendrons pas sur ce que nous avons dit ailleurs à ce sujet.

Ajoutons simplement que les signes veineux sont d'apparition plus tardive que le souffle cardiaque; ils ne se produisent, en effet, que lorsque le reflux du sang dans l'oreillette est devenu suffisant. En particulier, l'apparition du pouls jugulaire est retardée un certain temps : elle ne s'observe que lorsque les valvules situées, à son extrémité inférieure, sont devenues insuffisantes, par le fait d'une distension déjà considérable.

ANATOMIE PATHOLOGIQUE. — Les lésions valvulaires sont identiques à celles qu'on observe dans l'insuffisance mitrale; nous n'y insisterons pas davantage.

Les conséquences sont l'hypertrophie, puis la dilatation du ventricule et de l'oreillette droite. Puis, la stase veineuse produit des lésions viscérales que nous aurons à décrire à propos de l'asystolie.

TRAITEMENT. — Il n'est autre que celui de l'asystolie; remarquons seulement qu'il ne faut pas abuser des toni-cardiaques, à cause de l'affaiblissement rapide du ventricule droit.

Aussi, devra-t-on combattre surtout la stase périphérique, par le repos complet, le régime lacté absolu, et l'emploi des différents agents thérapeutiques que nous indiquerons au traitement de l'asystolie.

Rétrécissement tricuspidien. — Le rétrécissement tricuspidien *par endocardite*, le seul dont nous nous occupons en ce moment, est une affection rare : il serait, cependant, pour certains auteurs, moins rare qu'on ne le croit généralement.

On l'observe surtout de 20 à 40 ans, consécutivement au rhumatisme articulaire aigu. Il est particulièrement fréquent chez la femme, où l'infection puerpérale lui donne quelquefois naissance.

L'auscultation du cœur montre un souffle présystolique beaucoup plus léger que celui du rétrécissement mitral, mais offrant les mêmes caractères. Il siège au niveau du bord gauche de l'appendice xyphoïde, et présente un timbre rude, grave. Lorsqu'il est très intense, on peut percevoir, au palper, un frémissement cataire présystolique, au voisinage de l'appendice.

Enfin, la percussion montre que la matité précordiale est augmentée transversalement ; l'oreillette droite dilatée donne une zone mate, à droite du sternum.

L'*examen des vaisseaux* permet de reconnaître une stase marquée dans le système veineux de la grande circulation. Les jugulaires sont distendues, présentent du faux pouls veineux, présystolique. Le foie est gros, animé lui aussi de battements présystoliques. Au contraire, le pouls radial est peu modifié, la pression artérielle est seulement abaissée, d'une façon plus ou moins notable.

Les symptômes fonctionnels sont en rapport avec la stase veineuse dans la circulation générale, et, l'ischémie des poumons. Rapidement, les malades présentent de la dyspnée d'effort, de l'œdème périmalléolaire vespéral ; bientôt, leurs traits et leurs extrémités prennent une teinte violacée, cyanique, en même temps que l'oppression augmente et se reproduit plus aisément.

PRONOSTIC. — Il est particulièrement grave, c'est de toutes les lésions valvulaires celle qui amène le plus rapidement la mort.

DIAGNOSTIC. — Il se fait théoriquement, par la recherche des signes physiques, mais pratiquement on ne les constate que bien rarement, le rétrécissement tricuspidien étant presque toujours accompagné d'autres lésions valvulaires chroniques, au milieu desquelles il passe inaperçu.

C'est donc presque toujours une trouvaille d'autopsie. On trouve les valves de la tricuspide, soudées sur une étendue plus ou moins considérable ; d'ordinaire, le rétrécissement est peu marqué.

En même temps existe une insuffisance tricuspidienne, et, souvent, aussi, un rétrécissement mitral.

Dans les cas rares, où le diagnostic est fait, pendant la vie, le médecin doit, non pas s'adresser aux toni-cardiaques, pour combattre la stase veineuse, mais tâcher de diminuer celle-ci directement en agissant sur le foie, les reins ou les petits vaisseaux, à l'aide de l'un des moyens que nous indiquerons, en traitant de l'asystolie.

Insuffisance pulmonaire. — Elle est rare, et relève, lorsqu'elle n'est point congénitale, d'une endocardite due au rhumatisme, à l'infection puerpérale, enfin à l'artério-sclérose,

Nous serons extrêmement bref à son sujet; en effet, c'est le plus souvent une simple trouvaille d'autopsie. M. Barié a pu, dans une dizaine de cas, faire, pendant la vie, le diagnostic, à l'aide des signes suivants :

L'examen du cœur montre un souffle identique à celui de l'insuffisance aortique, mais dont le maximum se trouve à gauche du sternum, dans le deuxième espace intercostal. C'est un souffle doux, quelquefois, cependant, rude, grinçant. La percussion montre l'augmentation transversale de la matité précordiale, causée par l'hypertrophie et la dilatation des cavités droites.

Le malade se plaint de dyspnée continue, entrecoupée de crises de suffocation extrêmement pénibles.

Pronostic. — Il est extrêmement grave; c'est une affection mal tolérée, incompatible avec une survie de quelque durée.

Diagnostic. — Il est surtout à faire avec le souffle de l'insuffisance aortique; seule la recherche du maximum et des propagations permettra la distinction. Il est facile d'éviter l'erreur avec le frottement péricardique, et les souffles anorganiques, d'ailleurs exceptionnels, en cette région.

A l'autopsie, on constate l'hypertrophie et la dilatation des cavités droites du cœur; il existe, d'ordinaire, un certain degré de rétrécissement pulmonaire, et, souvent, une endocardite mitrale ou tricuspidienne. On constate, fréquemment, la dilatation de l'artère pulmonaire et de ses branches : elles sont dues à l'endartérite, qui a occasionné l'insuffisance pulmonaire.

Rétrécissement pulmonaire. — Fréquemment congénital, il est, dans d'autres cas, causé par une endocardite chronique, résultant d'une endocardite aiguë, surtout consécutive au rhumatisme. Moins fréquemment, on l'observe à la suite d'une dothiénentérie, d'une pneumonie, d'accidents paludéens, ou bien, au cours de l'une des fièvres éruptives.

Symptômes. — L'examen du cœur montre l'existence d'un *souffle*, souvent d'une intensité telle qu'il recouvre tous les bruits du cœur. On peut même l'entendre à distance. Il s'accompagne alors d'un *frémissement cataire systolique*, perçu à gauche du sternum et au niveau du deuxième espace intercostal.

C'est un souffle systolique, dont le maximum siège, non pas au foyer d'auscultation de l'artère pulmonaire, mais plus haut, car l'artère pulmonaire dilatée vient se mettre en contact direct avec la paroi.

Quelquefois, il se propage vers la pointe. Enfin, il augmente lorsqu'on fait lever le malade, après l'avoir ausculté dans la position horizontale.

Le malade se plaint, très rapidement, d'une toux incessante, pénible, sèche, quinteuse, et d'une dyspnée d'effort, qui devient vite considérable. Puis, très rapidement, en général, apparaît de la cyanose.

Cependant, tous les signes fonctionnels peuvent manquer; on a vu des malades, atteints de rétrécissement pulmonaire, continuer, pendant longtemps, à exercer, sans peine, des professions fatigantes.

Évolution. — Elle est, le plus souvent, très rapide. L'ischémie pulmonaire favorise le développement de la tuberculose pulmonaire; les malades meurent tuberculeux, plutôt qu'asystoliques. Cependant, l'asystolie est fréquente; elle est souvent à prédominance pulmonaire, en raison de la gêne considérable que les lésions tuberculeuses apportent à la circulation pulmonaire.

Nous avons dit, cependant, que la période de tolérance peut être, parfois, fort longue.

Diagnostic. — Il n'est pas toujours facile de distinguer le rétrécissement pulmonaire d'avec le *rétrécissement aortique;* en effet, lorsqu'il existe une induration pulmonaire assez marquée, les souffles se propagent à une grande distance, et il devient difficile de les localiser exactement.

Le *rétrécissement tricuspidien* produit un souffle présystolique, dont le maximum est situé bien plus bas, près de l'appendice. Mais la rareté même de ces lésions rend leur diagnostic plus difficile, d'autant que, d'ordinaire, on se trouve en présence de lésions cardiaques complexes, et dont les symptômes sont, par suite, singulièrement modifiés.

Enfin, il faut bien savoir que les *tumeurs du médiastin,* la médiastinite enserrante, peuvent, en comprimant l'artère pulmonaire, produire un souffle identique à celui du rétrécissement pulmonaire. La seule différence est que ce souffle s'atténue lorsque le malade se lève, contrairement à ce qu'on observe en cas de rétrécissement pulmonaire véritable (Potain).

De même, on a signalé, dans des cas d'épanchement abondant dans la plèvre gauche, l'existence d'un souffle systolique, à l'artère pulmonaire. Mais il disparaît après la thoracentèse.

ANATOMIE PATHOLOGIQUE. — Le *rétrécissement* est dû, le plus souvent, à quelque déformation des valvules, dont le bord libre est épaissi, ou bien qui sont plus ou moins soudées entre elles. Il s'agit alors de lésions causées par une endocardite chronique; elles s'accompagnent d'un certain degré d'insuffisance pulmonaire.

D'autres fois, le rétrécissement peut être *sous-valvulaire*, cette variété est absolument assimilable au rétrécissement sous-aortique.

On trouve le cœur droit très hypertrophié et dilaté, de volume plus considérable que le cœur gauche, qui lui est comme appendu. Enfin, on trouve l'artère pulmonaire très dilatée, elle et ses branches.

TRAITEMENT. — On ne peut rien contre la lésion cardiaque; on doit, seulement, en combattre les effets par une bonne hygiène, et éviter de s'adresser aux toni-cardiaques, comme dans tous les cas où c'est le cœur droit qui est en cause.

Il faudra, surtout, prévenir et combattre la tuberculose pulmonaire.

CHAPITRE III

LES MYOCARDITES

L'étude des altérations du myocarde représente le point culminant de toute la pathologie cardiaque. Nous avons vu combien leur coexistence, au cours des endocardites et des péricardites, vient souvent aggraver le pronostic de ces affections. Cependant, on connaît encore mal leurs symptômes et leurs lésions; on discute encore, quand il s'agit d'en déterminer la nature et les limites.

Comme les autres lésions inflammatoires et dégénératives, les myocardites peuvent se diviser en deux grandes classes, suivant qu'elles sont aiguës ou chroniques.

§ I. — MYOCARDITES AIGUES

Elles surviennent parfois au cours d'*intoxications aiguës*, telles que celles par l'oxyde de carbone, l'alcool à hautes doses; on observe, de même, des poussées aiguës de myocardite, chez les artério-scléreux, les brightiques; enfin le *cœur forcé* est attribuable à une myocardite aiguë, par auto-intoxication, résultant du travail musculaire exagéré.

Mais, le plus souvent, les myocardites aiguës

viennent compliquer les *maladies infectieuses*
telles que la grippe, la pneumonie, la scarlatine,
l'infection puerpérale, les érysipèles, et surtout la
fièvre typhoïde et la diphtérie. On l'observe encore
dans la forme grave du rhumatisme articulaire aigu,
dans la variole, les fièvres palustres, enfin la tuberculose aiguë ou subaiguë.

Nous ne décrirons que les myocardites des maladies infectieuses.

Symptômes. — On peut distinguer deux formes
principales de la myocardite aiguë : suivant
qu'elle est *simple* ou *suppurée*.

1. Myocardite aiguë simple. — Nous prendrons comme type de notre description celle de la
fièvre typhoïde, à cause de son extrême fréquence.

On la rencontre au troisième septenaire des fièvres typhoïdes graves : dans la forme ataxo-adyna-
mique, hyperthermique, ou bien dans les cas où
apparaissent des complications pulmonaires ou
rénales ; enfin, elle est assez fréquente dans la
forme hémorragique de la maladie.

Son *début* est aussi insidieux que celui des endocardites aiguës, aussi ne la reconnaît-on, dans
bien des cas, que par une auscultation quotidienne
du cœur.

Signes physiques. — La première modification
perceptible est l'*affaiblissement du premier bruit.*
En deux ou trois jours, on ne l'entend plus, même
à la pointe, ce qui est dû à la faiblesse des contractions cardiaques. En effet, le choc de la pointe
est remplacé par une simple ondulation molle et
étendue. Parfois l'affaiblissement est tel que le
bruit aortique disparaît à son tour.

Bientôt, apparaissent des signes indiquant la dilatation aiguë du cœur. L'étendue de la matité précordiale augmente, en quelques jours, dans tous les sens : on peut percevoir un bruit de galop ou même, parfois, un souffle systolique de la pointe que beaucoup d'auteurs attribuent à une insuffisance mitrale par dilatation.

On constate, en même temps, d'importantes modifications du *rythme* cardiaque. Les battements sont accélérés ; on compte 110 ou 120 pulsations radiales à la minute, parfois même la *tachycardie* devient extrême, pouvant dépasser 250 à la minute. M. Huchard a, en outre, signalé l'apparition de l'*embryocardie*. Il existe, non seulement de la tachycardie, mais de l'*arythmie*, au moins dans les jours qui précèdent immédiatement la mort. Tantôt on trouve simplement des faux pas du cœur; d'autres fois, il s'agit, ce qui est plus grave, d'arythmie vraie, portant sur le nombre et la force des battements, et amenant la production d'intermittences vraies, existant au pouls et au cœur.

La dilatation aiguë du cœur produit un certain degré de stase veineuse, qui se traduit par de la congestion ou de l'œdème pulmonaire. Bien plus rarement, on observe des phénomènes de stase veineuse dans la grande circulation, c'est-à-dire un léger œdème périmalléolaire avec oligurie et albuminurie.

Les *signes fonctionnels* sont ordinairement nuls. Quelques sujets accusent une certaine *précordialgie*, voire même, des douleurs pseudo-angineuses, qui semblent attribuables, plutôt, à la péricardite.Enfin,les *palpitations* sont fréquentes, surtout à l'approche du collapsus cardiaque.

La myocardite *diphtérique* s'observe, surtout, pendant la convalescence des angines graves. Le malade, se croyant guéri, se lève ; il est alors brusquement pris d'une syncope, à la suite de laquelle il éprouve de violentes douleurs épigastriques et rétrosternales, s'augmentant au moindre mouvement, et s'accompagnant de nausées et de vomissements.

Puis apparaissent les signes de myocardite, faiblesse et dilatation rapide du cœur, avec accélération et irrégularité de ses battements. A la période terminale, on peut observer de la *bradycardie*, parfois le cœur ne bat plus que 40 à 50 fois par minute.

La *variole* s'accompagne fréquemment, à sa période de suppuration, d'une myocardite aiguë, qui s'accompagne, le plus souvent, d'une dilatation considérable du cœur, à ce point que la matité précordiale devient, parfois, comparable à celle des épanchements péricardiques.

Celle de la *scarlatine* apparaît dans les formes hyperthermiques, à la fin de la période fébrile, ou au commencement de la deuxième semaine, au plus tard. Elle s'accompagne, ordinairement, d'endo-péricardite, aussi les douleurs précordiales, les palpitations et la dyspnée sont-elles particulièrement intenses. En même temps, on observe une recrudescence fébrile, parfois assez accentuée.

La *myocardite rhumatismale* passe le plus souvent inaperçue. Lorsqu'elle est associée à l'endocardite ou à la péricardite, elle peut produire l'asystolie aiguë, par suite de la dilatation considérable qu'elle entraîne ; elle semble exister souvent seule, et prend alors une part importante dans la genèse des manifestations cardiaques qui persisteront, une fois le rhumatisme guéri.

2. Myocardite suppurée. — Beaucoup plus rare que la précédente, cette forme s'observe surtout au cours des septicémies et de la scarlatine. Parfois, elle semble primitive ; on admet, alors, que la septicémie causale a passé inaperçue.

Les *symptômes fonctionnels* sont, de tous points, comparables à ceux des endocardites malignes ; c'est-à-dire que ce qui domine, ce sont des *phénomènes d'infection générale* grave, ressemblant à ceux d'une fièvre typhoïde, ou d'une septicémie. Bientôt apparaissent des suppurations viscérales multiples.

En même temps, l'attention est attirée vers le cœur par des *douleurs précordiales* extrêmement intenses, angoissantes, irradiant dans le thorax et dans le dos.

Les *signes physiques* sont identiques à ceux de la myocardite simple. Féréol a signalé le contraste qui existe, dans certains cas, entre l'énergie tumultueuse des battements du cœur et la faiblesse du pouls.

Diagnostic.—Il repose, uniquement, sur la constatation simultanée d'affaiblissement des bruits du cœur, avec dilatation aiguë, tachycardie et arythmie.

On ne prendra pas pour une myocardite l'affaiblissement du cœur, qui existe dans les formes graves des diverses infections, à leur période d'acuité. Il n'y a pas alors d'arythmie, la dilatation est moins marquée.

Pendant la convalescence, on ne devra pas trop s'effrayer de voir apparaître de la tachycardie et de l'arythmie; ces altérations du rythme sont fréquentes, après une pyrexie grave; elles n'indiquent une myocardite que si elles s'accompagnent de l'affaiblissement du cœur. Le diagnostic est à faire surtout pendant la convalescence de la diphtérie et de la fièvre typhoïde, la myocardite typhique pouvant n'apparaître, comme la myocardite diphtérique, qu'après la période aiguë de la maladie.

M. Merklen a signalé, au cours de la grippe et de la pneumonie, des crises de tachycardie, parfois paroxystique, avec arythmie. Elles s'observeraient chez les sujets dont le cœur était déjà malade et seraient indépendantes de la myocardite.

On soupçonnera une myocardite suppurée, lorsque les signes de myocardite surviendront au cours d'une septicémie, et que les douleurs seront particulièrement intenses.

Évolution et pronostic. — La marche est ordinairement rapide. En quelques jours, on voit, dans les cas graves, survenir des phénomènes de *collapsus cardiaque*. Subitement, à l'occasion d'un mouvement, d'un effort, ou sans cause, le malade est pris de palpitations avec angoisse, cyanose, algidité périphérique, en même temps que les battements du cœur et les pulsations radiales s'atténuent, au point de n'être qu'à peine sentis. La crise dure quelques minutes et cesse, ou bien elle dure plus longtemps, et le malade meurt par arrêt de la circulation, et de la respiration survenant dès la première crise, ou seulement après un certain nombre.

D'autres fois, le malade est emporté brusquement par une *syncope*, qui est toujours à redouter tant que la période aiguë de la myocardite n'est pas terminée.

La *myocardite suppurée* amène à peu près fatalement la mort, qui est due, autant à l'infection générale et aux suppurations viscérales qu'à la myocardite elle-même.

La *myocardite simple* est bien moins grave. Elle peut devenir subaiguë, et se terminer par la guérison. Mais il faut alors redouter l'apparition de l'asystolie aiguë, qui peut s'observer après des semaines et des mois, et survient principalement dans les formes qui s'accompagnent d'une dilatation considérable du cœur, la myocardite varioleuse, par exemple.

Souvent, la myocardite passe complètement inaperçue. Même lorsqu'elle donne lieu à des symptômes nets, indiquant des lésions profondes, elle peut guérir. Mais, bien souvent, la guérison est incomplète ; les lésions passent à l'état chronique : au bout de quelques mois ou après plusieurs années, apparaissent les signes d'une myocardite chronique.

ANATOMIE PATHOLOGIQUE. — On constate parfois, à l'autopsie, un certain degré de dilatation cardiaque, avec affaiblissement du myocarde, qui est mou, flasque, décoloré, en totalité, ou seulement par places irrégulières. On trouve fréquemment des ecchymoses sous-péricardiques, principalement sur la face antérieure du cœur,

En cas de myocardite suppurée, on trouve dans l'épaisseur du myocarde et, plus particulièrement, vers la région de la pointe, une série de petits abcès, gros comme une tête d'épingle. Parfois, ils sont plus volumineux, communiquant alors entre eux. Les abcès les plus voisins de l'endocarde peuvent s'ouvrir dans les cavités du cœur; il en résulte des embolies septiques, ou bien, si la myocardite guérit, au point affaibli, pourra apparaître plus tard un anévrysme du cœur.

On trouve fréquemment des lésions d'endocardite simple ou maligne et de péricardite, associées à la myocardite.

Bien souvent les lésions n'apparaissent qu'au microscope. Elles atteignent les fibres musculaires et le tissu interstitiel.

Les *fibres musculaires* présentent une atrophie plus ou moins accusée de la substance contractile, qui se ramasse en boules, d'où la disparition de la striation transversale. Le protaplasme non contractile remplit toute la cellule musculaire, d'où l'exagération de la striation longitudinale; il peut présenter des vacuoles.

Le corps cellulaire tout entier peut subir la désintégration granulo-graisseuse, d'autres fois, les cellules se séparent au niveau de leur soudure, grâce à la disparition du cément intercellulaire. On ne retrouve plus, alors, les traits scalariformes d'Eberth : cette lésion est caractéristique de la *myocardite segmentaire;* elle se produit pendant la période terminale, sinon pendant l'agonie.

Parfois, on observe, non la séparation des cellules, mais leur fragmentation, par rupture véritable du corps cellulaire.

Le noyau est œdémateux, énorme, polymorphe.

Le *tissu conjonctif interstitiel* présente des lésions inflammatoires. Autour des artérioles, existent, par place, des amas embryonnaires, d'où l'élargissement des espaces conjonctifs. Il semble que les fibres musculaires voisines de ces points enflammés soient plus ou moins détruites.

C'est dans le tissu conjonctif que se trouvent les abcès de la myocardite suppurée.

D'après la prédominance des lésions sur le tissu musculaire ou le tissu conjonctif, on a voulu distinguer une *forme interstitielle*, et une *forme parenchymateuse* de la myocardite aiguë. D'ordinaire les lésions semblent atteindre d'abord le tissu musculaire; seul, le développement exagéré du tissu conjonctif caractériserait la myocardite interstitielle.

Remarquons que ces lésions sont très irrégulièrement réparties; on ne peut affirmer leur absence qu'après un examen histologique *complet* de tout le myocarde. D'ordinaire, elles prédominent dans la partie la plus superficielle du myocarde.

Quand la myocardite aiguë aboutit à la guérison, celle-ci est, bien souvent, incomplète; les lésions persistent et passent à l'état chronique.

Patrogénie. — Il est exceptionnel de constater la présence de microbes; dans quelques cas, cependant, on a pu trouver, dans l'épaisseur du myocarde, soit le bacille d'Eberth, soit le pneumocoque.

Le plus souvent, semble-t-il, la myocardite est

due aux toxines microbiennes. On a d'ailleurs pu la reproduire expérimentalement en injectant aux animaux diverses toxines microbiennes, sans microbes.

Mais comment agissent les poisons microbiens ? Peut-être, produisent-ils directement les lésions inflammatoires et dégénératives du tissu musculaire, peut-être agissent-ils par l'intermédiaire du système nerveux.

Il semble, enfin, que la lésion primitive soit celle du tissu musculaire; la réaction inflammatoire du tissu conjonctif est ordinairement très modérée, à moins qu'une infection secondaire ne vienne produire des lésions interstitielles plus intenses, aboutissant parfois à la suppuration.

Traitement. — Ici, comme en cas d'endocardite ou de péricardite aiguë, le malade doit garder le repos le plus absolu, et être soumis, pendant toute la durée de la maladie causale, au régime lacté absolu.

On doit, en outre, tonifier le cœur. Pour cela, il faut se défier un peu de la digitale, qui, lorsque le cœur est trop faible, n'a plus son pouvoir tonifiant habituel. On s'adressera donc, de préférence, aux injections sous-cutanées d'éther, de caféine, d'huile camphrée, de spartéine.

Il faut également combattre l'infection générale par le sulfate de quinine, l'acétate d'ammoniaque, la potion de Todd, et tous les tonifiants de l'organisme, en général.

Au cours de la dothiénenterie, la myocardite aiguë n'est pas une contre-indication à l'emploi des bains froids; il faut, seulement, transporter le malade, avec précaution, dans sa baignoire, et ne pas donner le bain trop froid, afin d'éviter une syncope. En prenant ces précautions, l'emploi des bains froids donne, parfois, de vraies résurrections.

Au cours du rhumatisme articulaire aigu, l'emploi du salicylate, à doses de 6 à 12 gr. par jour, a, sur la myocardite, comme sur les autres manifestations viscérales, une véritable action spécifique.

Enfin, on peut modérer l'inflammation du myocarde par l'application de ventouses scarifiées, de pointes de feu, et, surtout, d'une vessie de glace, maintenue en permanence sur la région précordiale.

§ II. — MYOCARDITES CHRONIQUES

On trouve très souvent aux autopsies, surtout chez les sujets âgés, des lésions de myocardite chronique. Le plus souvent, elles accompagnent une lésion chronique de l'endocarde ou du péricarde; d'autres fois, elles sont la seule lésion cardiaque. Dans ce dernier cas, on retrouve fréquemment, dans l'histoire du malade, une maladie susceptible d'engendrer une myocardite aiguë, qui représente le point de départ de la myocardite chronique, ainsi que cela a été démontré, notamment, en ce qui concerne la myocardite typhique, par MM. Landouzy et Siredey. Mais la myocardite semble pouvoir être chronique d'emblée, par exemple, chez les diabétiques, les goutteux, ou les alcooliques, ou les buveurs de bière.

SYMPTÔMES. — Le *début* est ordinairement lent

et insidieux. On trouve, en examinant le cœur, des signes de myocardite, soit chez des malades atteints d'une endocardite ou d'une péricardite chroniques, soit chez des malades qui présentaient les signes de l'artério-sclérose : crises d'angine, vertiges, crises de tachycardie, céphalée, perte des forces, tendance à la polyurie. Enfin, la myocardite peut exister chez des sujets indemnes de toute autre cardiopathie chronique, et non artério-scléreux.

Parfois, les premiers symptômes éclatent assez brusquement, à l'occasion d'une émotion violente, d'une maladie intercurrente, et de toutes les causes susceptibles d'augmenter brusquement le travail du cœur.

Arrivée à sa période d'état, la myocardite chronique se traduit par un ensemble de signes fonctionnels et physiques, que nous allons passer en revue.

Symptômes fonctionnels. — Le premier trouble qu'éprouvent les malades, c'est une *dyspnée d'effort*, qui va s'aggravant, d'une manière lente, et continue ; de temps en temps, elle s'exagère, surtout lorsque les malades se livrent à des écarts de régime. M. Huchard a signalé, chez eux, des crises de *dyspnée toxi-alimentaire*, engendrée par un régime carné trop exclusif, et disparaissant dès que les malades se soumettent de nouveau au régime lacté absolu. Souvent aussi, la dyspnée s'exagère, chez les dyspeptiques, pendant les périodes où ils souffrent davantage de leur estomac.

De temps en temps, surtout sous l'influence des

causes aggravantes que nous venons d'énumérer, apparaissent des crises de dyspnée nocturne, sous forme de *pseudo-asthme cardiaque*.

Puis, la dyspnée finit par devenir continue : l'asystolie ne tarde point alors à faire son apparition. Indépendamment des crises de dyspnée nocturnes, qui relèvent fréquemment d'une poussée d'œdème aigu du poumon, la dyspnée permanente va de pair avec un certain degré de congestion chronique des bases, qui se traduit, à l'auscultation, par des râles sous-crépitants d'autant plus nombreux que la dyspnée est plus considérable.

Souvent, existe en même temps un certain degré de *polyurie*. Les malades urinent de 2 à 4 litres en 24 heures. C'est là, d'ordinaire, une hydrurie simple, en rapport avec l'hypertension artérielle, qui accompagne d'ordinaire l'hypertrophie du myocarde. La disparition de cette polyurie est, avec l'augmentation de la dyspnée, un indice de l'affaiblissement du myocarde ; c'est donc un signe avant-coureur de l'asystolie.

Enfin, nombre de malades accusent, en outre, des *palpitations* et des *douleurs précordiales*.

Signes physiques. — Il est facile de constater l'*augmentation de la matité précordiale* qui atteint plusieurs centimètres dans les deux sens. D'ordinaire, le *premier bruit est affaibli ;* enfin, on constate, fréquemment, un *galop gauche,* analogue à celui des néphrites chroniques.

Certains auteurs ont signalé l'existence possible d'un souffle d'insuffisance mitrale fonctionnelle, survenant pendant les crises de dilatation du cœur, et disparaissant dès que, sous l'influence du repos et de la digitale, le cœur a retrouvé son énergie. Enfin, on constate fréquemment les signes d'une lésion valvulaire ancienne, principalement l'insuffisance aortique et le rétrécissement mitral.

Le pouls est généralement *accéléré* et *irrégulier*.

La *tendance à la tachycardie* habituelle est fréquente, les malades ont de 80 à 100 pulsations; ce chiffre augmente souvent, pendant les crises de dilatation aiguë du cœur. *L'arythmie* est fréquente, c'est un bon signe de la myocardite chronique; les pulsations cardiales deviennent inégales comme nombre et comme intensité; on constate des intermittences vraies et fausses. Enfin, la *pression artérielle* est, habituellement, augmentée; on trouve, au sphygmomanomètre de Potain, une pression de 20 à 25 centimètres de mercure, au lieu de 18, chiffre normal.

ÉVOLUTION ET PRONOSTIC. — La maladie est essentiellement irrégulière : elle évolue par poussées subaiguës, séparées par des périodes de rémission, qui durent parfois plusieurs années. Certains malades n'ont, pendant 10 ou 20 ans, qu'un peu de dyspnée d'effort, et quelques palpitations; d'autres arrivent, en trois ou quatre ans, à l'asystolie irréductible.

Ces variations dans la gravité de la maladie tiennent surtout à l'état du cœur; la coïncidence de crises d'angine de poitrine par coronarite, ou bien de lésions valvulaires chroniques, parmi lesquelles le rétrécissement mitral, est d'un mauvais pronostic. De même, la coexistence d'altérations graves du foie et des reins aggrave notablement la myocardite.

D'une manière générale, la myocardite consécutive aux maladies infectieuses marche plus rapidement que celle des intoxications comme la goutte et l'alcoolisme : celles-ci sont aggravées par d'autres manifestations viscérales de l'intoxication. La myocardite est, aussi, plus grave chez les sujets âgés, et lorsqu'elle est ancienne.

Enfin, toutes les maladies intercurrentes acquièrent, en cas de myocardite chronique, une gravité considérable; elles peuvent hâter l'évolution, au point d'amener une crise, parfois mortelle, d'asystolie aiguë.

La maladie se termine toujours par la mort, mais celle-ci survient de différentes façons.

La *mort subite* n'est pas rare, dans le cours des myocardites chroniques; elle peut être due à une crise d'angine de poitrine, à une rupture du cœur, quelquefois à un hydrothorax, dont l'apparition a été insidieuse et méconnue.

La *mort rapide*, en quelques minutes ou en quelques heures, peut être due à une crise d'œdème pulmonaire, ou à la production d'une thrombose cardiaque volumineuse.

Le plus souvent, la mort survient *lentement*, elle est due aux progrès de l'asystolie chronique.

Plus ou moins rapidement, on voit apparaître des crises d'asystolie. Parfois, il s'agit d'*asystolie aiguë*. A la suite d'un effort, d'un écart de régime, le malade rend une grande quantité de crachats spumeux, aérés, plus ou moins teintés de sang. L'auscultation montre toute la hauteur des deux poumons encombrée de râles fins et nombreux.

La crise d'asystolie aiguë se termine, parfois, par la mort, due aux progrès de l'asphyxie ; ordinairement, elle guérit, en quelques jours, par le repos et la digitale à faibles doses ; les crises se reproduisent, à intervalles irréguliers, dès que le malade se livre à quelque excès. Parfois distantes de plusieurs mois, ou même de plusieurs années au début, les crises d'asystolie finissent par se rapprocher, et aboutissent à l'asystolie chronique.

Parfois consécutive à l'asystolie aiguë, l'asystolie chronique s'établit, le plus souvent, lentement et d'une manière progressive. La dyspnée devient continue, la congestion des bases augmente : bientôt, apparaissent les symptômes de la grande asystolie. Le cœur devient énorme, sa matité pouvant atteindre 18 à 20 centimètres dans les deux sens. Le foie est dur, volumineux, descendant, parfois, au-dessous de l'ombilic. L'œdème des membres inférieurs devient rapidement énorme, et finit par dégénérer en une anasarque véritable.

Cependant, l'asystolie, quelque grave qu'elle paraisse, demeure longtemps encore réductible ; quelques semaines de repos et de faibles doses de digitale amènent la rétrocession des accidents. Enfin, après un temps variable, l'asystolie devient permanente, irréductible. C'est alors la fin à brève échéance ; les œdèmes disparaissent, le foie et le cœur sont moins volumineux, mais cette amélioration n'est que partielle ; le malade succombe rapidement à la cachexie cardiaque.

Diagnostic. — Les signes qui ont le plus de valeur sont : la *dyspnée d'effort*, la *tachycardie habituelle* et *l'arythmie*. Lorsque ces trois signes existent, le diagnostic est évident, si l'on trouve, en même temps, une hypertrophie cardiaque, que ne vient expliquer aucune autre lésion du cœur.

Mais, le plus souvent, le diagnostic est des plus difficiles, parce que le tableau symptomatique est incomplet, ou bien, qu'il existe, en même temps, d'autres lésions du cœur : endocardite ou péricardite chroniques, qui masquent la myocardite. Au début, et pendant les crises d'asystolie, les difficultés augmentent encore.

Le diagnostic est surtout à faire avec la dilatation et l'hypertrophie du cœur et avec le cœur gras.

L'hypertrophie du cœur, c'est-à-dire l'augmentation permanente du volume du cœur, par épaississement de ses parois, peut s'observer dans des circonstances bien différentes.

Indépendamment de celle qui accompagne les myocardites chroniques, l'hypertrophie existe, à peu près toujours, en cas de lésion chronique de l'endocarde ou du péricarde; elle est la conséquence du travail exagéré que le cœur doit alors fournir et des lésions de myocardite chronique dont il est, le plus souvent, atteint.

Nous n'insisterons pas sur cette variété d'hypertrophie cardiaque, liée à une cardiopathie chronique; le diagnostic de cette dernière s'impose, le plus souvent, lorsqu'il s'agit d'une lésion valvulaire chronique, mais il est, d'ordinaire, impossible de faire la part de la myocardite, dans la genèse de l'hypertrophie constatée.

En dehors des maladies du cœur, l'hypertrophie s'observe dans des circonstances fort variables.

G. Sée avait signalé *l'hypertrophie due à la croissance*. Elle se produirait au moment de la puberté, c'est-à-dire à l'époque où la croissance présente son maximum d'activité. En effet, nombre d'adolescents se plaignent de palpitations; on trouve, chez eux, de l'arythmie, mais ce sont là des phénomènes nerveux, et qui n'ont rien à voir avec l'hypertrophie. Sans doute, la pointe semble, chez eux, déviée en dehors, elle peut battre dans le 6° espace intercostal; mais, comme l'ont démontré MM. Potain et Vaquez, on ne saurait parler d'une hypertrophie véritable. En effet, le cœur n'est pas augmenté de volume, ainsi qu'on peut le constater par la percussion; d'ailleurs, les autopsies sont encore plus démonstratives à cet égard. Le cœur s'accroît, il est vrai, d'une manière considérable à la puberté, mais son accroissement rapide demeure parallèle à celui de l'organisme tout entier; si la pointe semble, souvent, reportée en bas et en dehors, c'est que le thorax se développe fréquemment, moins vite que le reste du corps, et demeure long et étroit, pendant un certain temps. On peut donc affirmer que, lorsque la percussion permet de constater une hypertrophie véritable à l'époque de la puberté, elle est pathologique.

Au contraire, *l'hypertrophie du travail* est indiscutable. MM. Potain et Vaquez ont démontré que, chez les gymnastes, le cœur augmente de volume, et que cette hypertrophie est proportionnelle à l'intensité du travail musculaire accompli, et au temps depuis lequel les sujets en expérience se livraient à des exercices musculaires habituels.

De cette hypertrophie du travail, il convient de rapprocher celle que M. Larcher a signalée, dans la deuxième moitié de la grossesse. Mais elle est, en général, peu considérable, l'état gravidique amène, plutôt, une légère dilatation du cœur (Vaquez).

Pathologiquement, l'hypertrophie semble pouvoir s'observer, en dehors de toute lésion inflammatoire du cœur.

Au cours des *néphrites interstitielles*, on trouve fréquemment une hypertrophie cardiaque énorme. Le cœur pèse de 5 à 700 gr., pendant la vie ; sa matité mesure jusqu'à 20 centimètres, dans le sens vertical. Cette hypertrophie porte surtout sur le ventricule gauche : la pointe, très abaissée, est à peine déviée en dehors ; en même temps, le choc systolique est énergique, donnant, au cardiographe, une ligne d'ascension élevée, suivie d'un plateau. Cependant, à l'auscultation, le premier bruit peut être très affaibli, sourd, à peine perceptible, malgré l'énergie de la contraction ventriculaire ; on observe, fréquemment, un bruit de galop gauche. Or, il ne s'agit que d'une hypertrophie simple ; à l'autopsie, on constate un épaississement énorme des parois, qui peuvent être triplées d'épaisseur ; mais le myocarde présente sa structure normale ; l'hypertrophie est due, uniquement, à la multiplication et à l'augmentation de volume des fibres musculaires.

Cette hypertrophie semble due à l'obstacle mécanique que la sclérose rénale apporte à la circulation. Cette gêne circulatoire se traduit, par une élévation énorme de la tension artérielle qui, comme l'a montré M. Potain, atteint et dépasse 25 centim. de mercure ; elle existe dès la première phase de la néphrite et semble due, d'abord, à un spasme, plus tard, aux lésions chroniques des petits vaisseaux du rein.

Cliniquement, cette hypertrophie ne se distingue de la myocardite chronique que par l'absence de modifications dans le rythme des battements cardiaques, et des pulsations cardiales. Mais, le plus souvent, le myocarde finit par présenter des lésions de myocardite chronique ; on voit alors apparaître l'arythmie.

On a enfin signalé une *hypertrophie idiopathique*. Elle s'observerait surtout dans les intoxications et dans l'artério-sclérose. C'est ainsi que Bauer a signalé la fréquence de l'hypertrophie cardiaque chez les buveurs de bière allemands, qui absorbent, couramment, de dix à douze litres de bière dans leur journée. L'ingestion d'une semblable quantité de liquide les maintient dans un perpétuel état d'hypertension sanguine : l'alcool agit sur leurs vaisseaux, pour produire de l'artériosclérose, et sur le myocarde, qu'il fatigue, si bien qu'on observe, chez ces sujets, non pas une simple hypertrophie, mais aussi une dilatation souvent considérable. L'artério-sclérose produirait de même un certain degré d'hypertrophie cardiaque, avant l'apparition de toute myocardite chronique ; cette hypertrophie serait, pour M. Huchard, la conséquence directe de l'hypertension artérielle.

Cliniquement, les symptômes constatés sont ceux de la myocardite chronique, si bien que le diagnostic est à faire, plutôt théoriquement qu'en pratique. La distinction n'offre, d'ailleurs, que peu d'intérêt au praticien, puisque le traitement de semblables hypertrophies n'est autre que celui de la myocardite chronique.

La *dilatation du cœur* donne lieu à une augmentation de la matité précordiale, mais cette augmentation se fait, surtout, dans le sens transversal, parce que la dilatation atteint, de préférence, le cœur droit, dont les parois sont moins résistantes. Le diagnostic se fera, surtout, d'après l'évolution des accidents, et les circonstances dans lesquelles se produit la dilatation.

Physiologiquement, les cavités droites peuvent augmenter, transitoirement, de volume, après une course, un effort musculaire trop violent. Cette dilatation s'accompagne de dyspnée, avec cyanose, palpitations et tachycardie. Tous ces symptômes disparaissent, comme la dilatation elle-même, après quelques minutes de repos.

Pathologiquement, la dilatation peut être transitoire, ou permanente. La première est la lésion de l'asystolie; elle s'observe, particulièrement, en cas de dilatation aiguë du cœur droit, à la suite de troubles gastro-intestinaux, pulmonaires ou hépatiques, ou bien dans le cœur forcé.

La dilatation des cavités droites s'observe, aussi, dans les néphrites épithéliales, aiguës ou chroniques; elle relève de troubles pulmonaires, parmi lesquels nous citerons la bronchite albuminurique de Lasègue; elle peut être due, également, à des troubles gastro-intestinaux.

Ces dilatations transitoires sont faciles à reconnaître d'avec les myocardites chroniques; elles ne durent que quelques jours, ou, sinon, aboutissent à l'asystolie.

La dilatation permanente d'une ou plusieurs cavités du cœur accompagne, d'ordinaire, les hypertrophies pathologiques du cœur, que l'on appelle fréquemment, pour cette raison, *dilatations hypertrophiques* du cœur. Elle accompagne également les cardiopathies aiguës ou chroniques; il devient, alors, impossible de faire, ailleurs qu'à l'autopsie, la part de la dilatation et de l'hypertrophie.

Le *cœur gras* est caractérisé, anatomiquement, par le développement exagéré de la graisse que l'on trouve, à l'état normal, dans les sillons interventriculaires, et auriculo-ventriculaires. La surcharge graisseuse envahit toute l'épaisseur des parois cardiaques, étouffant les fibres musculaires et les vaisseaux sanguins.

Le cœur gras s'observe chez des obèses, ou, au contraire, chez des cachectiques, comme les tuberculeux ou les cancéreux. Souvent, aussi, on le trouve chez des sujets atteints d'une cardiopathie chronique, ou d'artério-sclérose.

Cliniquement, cette lésion se traduit par une augmentation notable de la matité cardiaque, de la dyspnée d'effort, et une certaine tendance à l'arythmie. On voit donc combien le diagnostic est délicat, d'avec une myocardite chronique. Lorsque la surcharge graisseuse s'ajoute à une lésion chronique du cœur, les symptômes sont bien plus intenses; la dyspnée devient continue, le malade est sujet à de l'algidité périphérique, souvent accompagnée de cyanose, d'œdème périmalléolaire vespéral ; il a des crises d'angine de poitrine fréquentes, enfin, la mort subite peut être due, uniquement, à la surcharge graisseuse et aux lésions dégénératives du myocarde qu'elle détermine.

Il est extrêmement important de reconnaître l'état du myocarde, toutes les fois qu'on soupçonnera l'existence de la surcharge graisseuse du cœur. En effet, tant que l'arythmie et la dyspnée demeurent peu marquées, le myocarde est en état de soutenir la lutte pendant de longues années pourvu qu'on ne lui demande pas un travail excessif, ou qu'une maladie intercurrente ne vienne pas apporter un nouvel obstacle à la circulation.

ANATOMIE PATHOLOGIQUE ET PATHOGÉNIE. — Nous laisserons complètement de côté les cas exceptionnels, où on trouve à l'autopsie une lésion syphilitique du cœur (gomme, sclérose ou artérite), des lésions tuberculeuses aiguës ou chroniques, un cancer consécutif à un épithéliome de l'un des organes thoraciques, ou enfin les faits, plus rares encore, de myxômes, ou de kystes hydatiques. Ce sont là de simples curiosités scientifiques, sans intérêt pratique, en raison de leur extrême rareté.

Dans la myocardite commune, on trouve, à l'autopsie, une hypertrophie et une dilatation considérables du cœur. Il pèse jusqu'à 700 gr. au lieu de 270, qui représente son poids maximum ; les parois sont épaissies, ne s'affaissent pas ; lorsqu'on les coupe, on rencontre, habituellement, une résistance anormale du myocarde, à la section. Les parois du ventricule gauche mesurent jusqu'à 20 et 30 millimètres d'épaisseur, au lieu de 10 à 15, comme normalement ; celles du ventricule droit mesurent de 8 à 10 millimètres, au lieu de 5 à 6.

Le cœur peut présenter plusieurs aspects. Tantôt il est gras, d'autres fois il présente des foyers scléreux, disséminés dans l'épaisseur du myocarde. Tantôt, ces foyers sont diffus, occupant toute l'étendue du myocarde, qui apparaît, en surface et en coupe, bigarré de traînées blanchâtres de sclérose, et présente même, en certains points, de véritables plaques fibreuses. D'autres fois, ces lésions sont discrètes; on ne les trouve qu'après un examen minutieux du myocarde, surtout sur la face antérieure du ventricule gauche.

Enfin, on constate habituellement des lésions d'artério-sclérose, d'aortite, de coronarite chroniques, ou même, des plaques indurées d'endocardite chronique pariétale.

Au microscope, les lésions, qui existent, parfois, alors que le cœur avait semblé, à l'autopsie, simplement hypertrophié et dilaté, atteignent le tissu musculaire et le tissu conjonctif.

Les fibres musculaires sont d'ordinaire hypertrophiées, et vraisemblablement plus nombreuses puisqu'elles sont fréquemment, aussi serrées les unes contre les autres qu'à l'état normal alors que le myocarde est très épaissi. On peut y trouver les diverses lésions dégénératives que nous avons signalées en parlant des myocardites aiguës.

Le plus souvent, les lésions prédominent au niveau du tissu conjonctif. Celui-ci est épaissi, atteint de sclérose. Tantôt la sclérose est réunie en grands foyers, manifestement en rapport avec une lésion artérielle ou veineuse, telle que l'infarctus cardiaque; d'autres fois, la sclérose est diffuse, et plus ou moins prononcée.

On discute, actuellement, pour savoir s'il faut accorder la première place aux lésions du tissu musculaire, ou bien à celles du tissu conjonctif. La myocardite chronique doit-elle être envisagée comme une myosite, ou bien comme une conséquence des lésions interstitielles?

D'après la majorité des auteurs, ces dernières seraient ordinairement prépondérantes. On peut les expliquer de différentes façons, et les considérer, soit comme le reliquat d'une inflammation aiguë, soit, avec M. Huchard, comme une conséquence de la stase veineuse que déterminent les lésions du cœur, au niveau du myocarde lui-même. Il s'agirait, alors, du *cœur cardiaque*, suivant l'expression de M. Huchard.

TRAITEMENT. — Il doit remplir plusieurs indications :

1º *Combattre les lésions*. — Le plus sûr moyen est de supprimer la cause. Il est bien difficile d'agir sur des infections chroniques : au contraire, on peut supprimer toute cause nouvelle d'intoxication. Il faudra donc, avant de formuler un traitement médicamenteux, prescrire au malade une vie réglée, une hygiène sévère, d'où on éliminera toutes les causes possibles d'intoxication : alcool, tabac, viandes faisandées, ou mets toxiques.

Contre les lésions constituées, on ne peut pas grand'chose. Toutefois, on prescrit généralement l'iodure de sodium à faibles doses (5o à 6o centigr. par jour, à continuer, pendant plusieurs années, avec un repos de dix jours par mois).

2° *Diminuer la fatigue du cœur*. — On y arrivera, principalement à l'aide d'une hygiène et d'un régime sévères, d'où seront exclus tous les écarts.

Dès que les premiers signes d'insuffisance cardiaque apparaissent, il faut soumettre le malade au repos absolu et au régime lacté exclusif, jusqu'à disparition complète des accidents.

On veillera surtout au bon fonctionnement des principaux organes.

En cas de néphrite chronique on prescrira une cure d'eau d'Évian, ou des diurétiques, tels que la théobromine, la digitale à petites doses, suivant les indications que nous formulerons à propos de l'asystolie.

Les laxatifs légers seront employés, en cas de constipation, jusqu'à ce qu'on obtienne le fonctionnement régulier de l'intestin. Dans le même but, on prescrira le calomel à doses de 5 à 10 centigr. par jour, pendant plusieurs jours de suite.

3° *Tonifier le cœur*. — Pour cela, on s'adressera surtout aux moyens mécaniques, tels que les exercices de gymnastique modérée, la gymnastique suédoise, en particulier.

Enfin, surtout dans les cas d'obésité exagérée, avec surcharge graisseuse du cœur, on emploiera avec avantage la *méthode d'Œrtel*. Elle consiste en un régime sévère : diminution des boissons, stricte réglementation de l'alimentation, et, surtout, en exercices musculaires réguliers et méthodiques. On fait faire aux malades, chaque jour, une petite promenade, sur un terrain en pente douce; il faut arriver à leur faire faire plusieurs kilomètres

par jour, en augmentant progressivement la durée
et l'intensité des exercices, tout en évitant de fati-
guer le cœur.

Enfin, en cas de tendance à l'asystolie, on doit,
si le repos et le régime lacté ne suffisent pas, donner la digitale, suivant les indications formulées
plus loin, à propos du traitement de l'asystolie.

Nombre de malades arrivent à se maintenir,
pendant de longues années, dans un état d'eupho-
rie relative, en prenant, de temps en temps, un
peu de digitale, toutes les fois que leur cœur commence à faiblir.

TROISIÈME PARTIE

MALADIES CONGÉNITALES DU CŒUR

Les *malformations du cœur* ressortissent du domaine de la tératologie, plutôt que de celui de la pathologie ; aussi, serons-nous très brefs à leur sujet ; nous décrirons, uniquement, celles qui permettent une survie assez considérable. Nous envisagerons successivement :

La *maladie de Roger*, ou communication interventriculaire ;

La *cyanose*, résultant de la combinaison d'un rétrécissement congénital de l'aorte ou de l'artère pulmonaire, avec la communication des deux moitiés du cœur ;

Enfin, les *rétrécissements isolés de l'aorte* ou *de l'artère pulmonaire*.

CHAPITRE PREMIER

LA MALADIE DE ROGER

Symptômes. — La maladie de Roger peut demeurer latente, quelquefois, pendant de longues années, ne causant qu'une légère dyspnée d'effort ; parfois, elle se traduit par de la *cyanose intermittente*.

Le plus souvent, le diagnostic n'est fait que par l'examen du cœur, la symptomatologie se réduisant à la constatation d'un souffle et d'une légère augmentation de la matité cardiaque.

L'oreille, appliquée sur la région précordiale, entend, à la partie interne des troisième et quatrième espaces intercostaux gauches, un *souffle* systolique, sans propagation, semblant naître superficiellement, sous l'oreille. Il est parfois assez intense et assez rude pour déterminer l'apparition d'un *frémissement cataire*.

Ce souffle se distingue des souffles extra-cardiaques, par sa force et son invariabilité ; son siège mésocardiaque et l'absence de propagations le différencient d'avec les souffles du rétrécissement aortique ou pulmonaire.

En même temps, on constate une légère augmentation transversale de la matité cardiaque, indiquant une légère augmentation de volume des cavités droites.

La maladie de Roger est bénigne, tant qu'elle reste pure. Toutefois, il est exceptionnel de voir les sujets qui en sont atteints dépasser l'âge moyen de la vie.

Le plus souvent, le malade succombe, plus ou moins rapidement, à l'apparition d'une complication.

L'*endocardite aiguë* est particulièrement fréquente, la malformation prédisposant aux lésions inflammatoires.

Nombre de patients succombent à la *tuberculose*

pulmonaire. Celle-ci est plus grave que chez les sujets sains, l'augmentation de pression dans le ventricule droit ayant pour effet le mélange du sang veineux qu'il contient au sang artériel du cœur gauche, d'où l'apparition de la cyanose. Ajoutons que la tuberculose pulmonaire est des plus fréquentes. Reiss l'a trouvée chez tous les sujets atteints de maladie de Roger, et ayant vécu jusqu'à l'âge adulte.

ANATOMIE PATHOLOGIQUE ET PATHOGÉNIE. — La perforation peut occuper toute la hauteur de la cloison interventriculaire, qui se trouve, alors, représentée, vers la pointe, par une simple crête.

Mais, le plus souvent, elle n'en occupe que la partie supérieure voisine de la base des ventricules, et siège surtout à la partie la plus postérieure de la cloison (Rokitansky). L'orifice de communication admet une plume d'oie, quelquefois le doigt, ou même davantage.

L'existence de cette malformation a pour résultat la dilatation et l'hypertrophie du ventricule qui reçoit du sang, par la communication, c'est ordinairement le ventricule droit, dont on trouve les parois doublées d'épaisseur. On constate, en outre, un certain degré de dilatation de l'aorte et de l'artère pulmonaire.

On a tenté d'expliquer cette lésion par une *endocardite fœtale*. Quelquefois, en effet, on retrouve, à l'autopsie, des traces d'endocardite, mais c'est une lésion récente, postérieure à l'anomalie cardiaque.

Rokitansky et Peacok attribuaient la maladie de Roger à un arrêt de développement, dû à l'existence de quelque obstacle, cardiaque ou extra-cardiaque, à la circulation sanguine.

On pense, actuellement, qu'il s'agit plutôt d'un arrêt de développement, résultant d'une trouble survenu dans l'embryogénèse, avant le deuxième mois, date à laquelle la cloison est achevée. Cette théorie semble d'autant plus vraisemblable qu'on remarque, d'ordinaire, la coexistence d'autres malformations, squelettiques ou viscérales.

CHAPITRE II

LA CYANOSE OU MALADIE BLEUE

La *cyanose*, ou *cyanodermie*, est une affection congénitale caractérisée par la teinte violacée de la peau et des muqueuses, avec une dyspnée continue et paroxystique, une tendance à l'algidité et des troubles de la nutrition générale; ces phénomènes sont ordinairement dus à l'existence d'une communication des deux cœurs, compliquée de rétrécissement de l'artère pulmonaire.

Symptômes. — Dès sa naissance, le malade présente un aspect caractéristique. Son corps tout entier est livide, cyanosé, ou bien on trouve, sur le tronc et les membres, des plaques bleuâtres, irrégulières. La cyanose est surtout marquée aux extrémités des doigts et des orteils, au nez, aux pommettes, aux lèvres. Elle existe au repos, mais s'exagère au moindre effort, à la moindre émotion.

La respiration est toujours pénible, courte, haletante, mais cette dyspnée s'exaspère au moindre effort. De temps en temps, à l'occasion d'un effort, du refroidissement d'une émotion, le malade est pris d'accès de suffocation terrible, avec toux quinteuse et expectoration albumineuse très abondante. Pendant ces accès, la cyanose devient extrême, le pouls est petit, misérable, les extrémités se refroidissent, le malade accuse de violentes palpitations, ses traits sont angoissés, la face, couverte de sueurs profuses; ces crises s'accompagnent souvent de lipothymies et de syncopes, parfois mortelles. Chez les enfants, on note des convulsions épileptiformes.

En même temps que ces symptômes, le malade présente une sensibilité extrême au froid. En fait, on constate que la température des extrémités est souvent abaissée à 30° ou même moins, la température centrale demeurant normale.

Les troubles circulatoires, la vie confinée imposée au malade par la dyspnée et la dystrophie de tout l'organisme amènent un trouble profond de la nutrition générale. Le malade reste malingre, chétif, présente des malformations squelettiques, parfois considérables, ses doigts sont « hippocratiques », la dernière phalange se renfle, l'ongle, soulevé à sa partie postérieure, est comme enchâssé en verre de montre, dans les replis cutanés, qui l'entourent complètement (Marie).

Enfin, les malades présentent des troubles nerveux, consistant en torpeur, irascibilité, insomnie; ils se plaignent, parfois, de maux de tête, de vertiges et de bourdonnements d'oreille. Ils ont enfin de fréquentes hémorragies, hémoptysies, hémorragies gastro-intestinales, gingivales, ou pétéchies.

L'examen du cœur montre l'existence d'un souffle *systolique* siégeant dans le 2e espace intercostal gauche, et se propageant vers la clavicule; il indique donc un rétrécissement pulmonaire. En même temps, on constate l'augmentation transversale de la matité cardiaque, c'est-à-dire que le cœur droit est augmenté de volume.

Le souffle de la maladie de Roger, qu'on devrait également percevoir, est, ordinairement, impossible à différencier de celui du rétrécissement pulmonaire. Il manque, d'ailleurs, dans le cas où la communication interventriculaire est trop large.

La persistance du canal artériel se traduit par un souffle systolique, perçu dans le dos, à gauche du rachis (Fr. Franck). Ce souffle est renforcé pendant l'inspiration à cause de l'afflux sanguin qui se fait, alors, vers l'artère pulmonaire ; pendant l'expiration, la quantité de sang reçue par l'aorte augmente, au contraire ; les pulsations radiales deviennent alors plus énergiques.

Le sang est plus dense que normalement. De 1015, chiffre normal, sa densité monte à 1060 ou 1070. Les globules rouges sont augmentés de nombre, leur valeur globulaire est doublée ou triplée. Cette hyperglobulie est précoce ; M. Vaquez l'a constatée dès l'âge de deux ou trois ans.

L'examen du corps permet de constater la cyanose ; celle-ci peut varier ; elle diminue dans les états anémiques. Jules Simon a même décrit, alors, une forme qu'il appelle la *cyanose blanche* Mais cette atténuation n'est que transitoire, et jamais ne va jusqu'à la disparition complète.

Lorsqu'elle est ancienne, la cyanose amène la production d'une pigmentation exagérée, véritable mélanodermie, toujours plus marquée aux mains et aux pieds.

On remarque, en outre, que les sujets atteints de cyanose présentent des altérations des doigts, dont la dernière phalange est élargie en spatule. Cette altération est identique à celle connue sous

le nom de *doigts hippocratiques* des tuberculeux;
elle est souvent plus accentuée que dans la tuberculose.

Enfin, on constate souvent des altérations du
squelette, des scolioses, ou un certain degré de
rachitisme.

ÉVOLUTION ET PRONOSTIC. — La mort survient,
en général, dès les premiers jours, ou les premiers
mois de l'existence; elle est due à une syncope
ou à l'asphyxie, plus rarement, à une hémorrhagie
ou à l'athrepsie.

Quelques enfants survivent davantage, s'ils ne
sont emportés par quelque affection des voies respiratoires, ou par la coqueluche ; ils peuvent
même, parfois, arriver à l'âge adulte. Ils meurent
alors, soit de phtisie pulmonaire, soit d'asystolie.
Une poussée d'endocardite ou de myocardite peut
hâter le dénouement.

La gravité est, d'une manière générale, propor-
tionnée à l'intensité des symptômes fonctionnels.
Elle dépend aussi des lésions : l'oblitération complète de l'un des deux gros troncs artériels amène
la mort fatale en quelques jours; en particulier,
celle de l'aorte n'a jamais permis une survie dépassant neuf jours.

DIAGNOSTIC. — Il est facile quand les signes
sont au complet. Mais le souffle du rétrécissement pulmonaire peut manquer, lorsque la sténose
est trop marquée, ou bien lorsque l'artère pulmonaire est rétrécie sur toute sa longueur. D'autre
part, la conformation vicieuse du thorax peut
rendre difficile la constatation de l'hypertrophie
du cœur droit, si bien que les signes physiques,

peuvent faire totalement défaut. Le diagnostic est encore possible, lorsqu'à la cyanose se joint la dyspnée continue ; il ne l'est plus, si la cyanose existe seule ; Weil l'a constatée chez des enfants tuberculeux et albuminuriques.

Le diagnostic du rétrécissement pulmonaire acquis ne se fait que par la connaissance des antécédents.

Signalons enfin la possibilité de *cyanose tardive*, n'apparaissant qu'un certain nombre d'années après la naissance. Elle peut même n'apparaître que chez des sujets déjà âgés, ainsi que MM. Bard et Curtillet en ont rapporté des exemples. Elle est, alors, due au défaut d'occlusion du trou de Botal, et demeure latente jusqu'au moment où une affection pulmonaire ou cardiaque arrive à rendre la tension sanguine plus considérable dans le cœur droit que dans le cœur gauche. Le trou de Botal s'entr'ouvre alors, et permet le passage du sang de l'oreillette droite dans l'oreillette gauche.

Cette forme tardive, qui n'est pas la véritable maladie bleue, est d'un diagnostic délicat. On ne la confondra pas avec la cyanose de l'asystolie, mais elle est malaisée à distinguer de celle qu'on observe chez les emphysémateux scoliotiques, ou lorsqu'il existe un rétrécissement tricuspidien acquis ; la cyanose pourrait, enfin, être l'unique manifestation des troubles circulatoires chez des gens âgés, atteints d'une insuffisance relative de la valvule de Vieussens, sous l'influence d'une affection pulmonaire ou cardiaque (Bard et Curtillet).

ANATOMIE PATHOLOGIQUE ET PATHOGÉNIE. — A

l'autopsie, on trouve à la fois : 1º le rétrécissement de l'artère pulmonaire, soit au niveau de ses valvules, soit au-dessous. Généralement, l'artère est rétrécie jusqu'au niveau du canal artériel, demeuré perméable ; au-dessus, elle est dilatée.

2º La perméabilité persistante du canal artériel. A son défaut, les artères bronchiques devenues volumineuses ramèneraient le sang de l'aorte dans l'artère pulmonaire (Andral).

3º La perforation de la cloison interventriculaire et, souvent aussi, lorsque l'affection a commencé avant le deuxième mois de la vie fœtale, l'inocclusion du trou de Botal, par arrêt de développement ou défaut de soudure de la valvule de Vieussens. D'ailleurs, à l'état normal, on constate, parfois, une persistance partielle du trou de Botal : la valvule n'est pas complètement soudée ; il reste un petit pertuis, qui peut, dans certains cas, permettre le reflux du sang de l'oreillette droite dans l'oreillette gauche.

4º Enfin, l'hypertrophie du ventricule droit, occasionnée surtout par le rétrécissement de l'artère pulmonaire.

En outre, on constate fréquemment l'existence d'autres anomalies : vices de développement des artères, transposition des viscères, malformations squelettiques. Généralement, tout le système veineux est atteint de dilatation et d'hypertrophie. Il en résulte une entrave à la circulation, d'où production de la stase et des œdèmes.

On a expliqué ces lésions de deux façons différentes.

1º Pour les uns, il s'agirait d'une *endocar-*

tite fœtale, amenant la production du rétrécissement pulmonaire. Lorsque cette endocardite survient avant la fin du deuxième mois, il en résulte
la persistance du trou de Botal, et de la communication interventriculaire.

A cette théorie on peut objecter que les communications entre les deux cœurs se retrouvent
fréquemment, en dehors de toute endocardite fœtale. Celle-ci ne saurait rendre compte de toutes
les malformations observées;

Enfin, MM. Moussons et Weil soulèvent une
objection encore plus grave. La division longitudinale du bulbe aortique n'étant pas achevée au
deuxième mois, on ne comprend guère comment
l'inflammation pourrait se localiser à une partie
du bulbe respectant l'autre.

2° Rokitansky a, le premier, mis en avant un
vice de développement du bulbe aortique. Le *sep*-
tum qui sépare l'aorte de l'artère pulmonaire
serait dévié de sa direction normale, d'où la sténose de l'artère pulmonaire, et la déviation de
l'aorte, qu'on observe presque toujours. Le changement survenu dans l'origine de l'aorte amènerait
une modification des fibres qui constituent la cloison interventriculaire, celle-ci resterait inachevée.

La cyanose est due, surtout, au défaut d'oxygé-
nation du sang. L'hématose est moins active parce
que la circulation est ralentie, par suite du défaut
de développement des artères, et de la stase veineuse. De plus le sang n'arrive plus, artérialisé aux organes, mais il contient une proportion exagérée d'a-
cide carbonique. L'hyperglobulisation a pour effet
d'atténuer les effets de ces troubles de l'hématose.

TRAITEMENT. — Il ne peut être que palliatif.

Il faut, par une bonne hygiène et un repos aussi complet que possible, retarder l'apparition des accidents graves.

Jules Simon fait remarquer qu'il faut n'employer les révulsifs qu'avec réserve, la peau des cyanosés étant très délicate et présentant une tendance spéciale aux hémorragies et à la gangrène.

CHAPITRE III

LES RÉTRÉCISSEMENTS ORIFICIELS CONGÉNITAUX

Ce sont des *malformations*, qui occupent l'artère pulmonaire, l'aorte, enfin, plus rarement, l'orifice tricuspidien, on trouve, d'ailleurs, d'autres lésions viscérales ou squelettiques, témoignant de l'imperfection du développement. Cependant, nombre d'auteurs les attribuent à une *endocardite fœtale*. Il est à remarquer que, dans bien des cas, les lésions sont absolument comparables à celles du rétrécissement mitral pur, que M. Teissier a démontré être presque toujours dû à l'action, sur le cœur, des toxines du bacille de Koch.

ANATOMIE PATHOLOGIQUE. — Le *rétrécissement* est dû, le plus souvent, à la soudure des valves. Elles forment alors un dôme, ou un infundibulum parfaitement régulier aux parois dures, sclérosées. Ces lésions sont absolument comparables à celles du rétrécissement mitral pur.

D'autres fois, le rétrécissement aortique ou pulmonaire siège, non pas au niveau de leurs valvules sigmoïdes, mais au-dessous. Enfin, ces artères peuvent être rétrécies sur une grande étendue, par un véritable arrêt de développement du système artériel.

Le *cœur* présente une hypertrophie, puis une

dilatation, plus ou moins considérable, des parties situées derrière le rétrécissement. Ces lésions étant les mêmes que celles observées au cours des différentes lésions valvulaires par endocardite chronique, nous n'y insisterons pas. Remarquons, toutefois, que le retentissement, sur le cœur, des lésions congénitales est moins prononcé que celui des lésions acquises, parce que les premières, se produisant à une époque où les deux moitiés du cœur communiquent encore largement entre elles, le sang reflue, en partie, par la communication qui persiste indéfiniment. Aussi, trouve-t-on, à l'autopsie, soit une perforation de la cloison interventriculaire, soit un défaut d'oclusion du trou de Botal. La coexistence de ces communications entre les deux cœurs et d'un rétrécissement aortique ou pulmonaire permet d'affirmer l'origine fœtale de ce dernier, sauf les cas rares où la communication existait seule à la naissance, la lésion valvulaire résultant d'une endocardite ultérieure. Mais, celle-ci est, alors, facile à reconnaître; les valvules sont déformées, épaissies, insuffisantes.

Symptômes. — L'existence d'une communication entre les deux cœurs modère, il est vrai, les perturbations que le rétrécissement apporterait à la circulation sanguine, mais elle joint aux symptômes du rétrécissement ceux qui lui sont propres.

A l'examen du cœur, les souffles qui indiqueraient le rétrécissement aortique ou pulmonaire sont couverts par le souffle de la maladie de Roger ou celui dû au passage du sang à travers le trou de Botal. Ce dernier est sujet à de nombreuses modifications, suivant l'état du cœur et la tension sanguine, dans la grande et dans la petite circulation.

En outre, dès la naissance, le sujet atteint d'un rétrécissement orificiel congénital est sujet à des crises de dyspnée, survenant au moindre effort, et présente de la cyanose.

PRONOSTIC. — Le *pronostic* est celui de la cyanose ou de la maladie de Roger, encore aggravé par la présence du rétrécissement. La sténose pulmonaire congénitale prédispose tout particulièrement à la tuberculose, comme le rétrécissement acquis de cet orifice.

DIAGNOSTIC. — Il est, le plus souvent, fort difficile; le souffle appartenant au rétrécissement étant masqué par celui dû à la communication entre les deux cœurs.

TRAITEMENT. — Il sera purement palliatif; ce sera celui des autres malformations congénitales du cœur.

QUATRIÈME PARTIE

ACCIDENTS ET COMPLICATIONS DES MALADIES DU CŒUR

Nous décrirons sous ce nom : l'œdème aigu du poumon, l'angine de poitrine, les thromboses cardiaques, l'infarctus du cœur avec ses conséquences, rupture et anévrysme partiel ; enfin la syncope et l'asystolie qui représentent si souvent l'accident terminal des cardiopathies.

CHAPITRE PREMIER

L'ŒDÈME AIGU DU POUMON

SYMPTÔMES. — Après un écart de régime, une fatigue, un refroidissement, le malade est réveillé brusquement, la nuit, par une violente douleur précordiale, avec dyspnée progressive aboutissant vite à l'orthopnée, et angoisse; il pâlit, sa face se cyanose, se couvre d'un sueur froide. En même temps, le malade éprouve une sensation pénible de chatouillement laryngé, d'où une toux pénible, quinteuse, aboutissant au rejet d'une expectoration comparable à celle de la bronchite albuminurique de Lasègue; elle est abondante, blanche, spumeuse, souvent striée de sang.

L'examen du thorax dénote une sonorité exagérée ; il se produit un emphysème aigu, grâce à l'immobilisation du diaphragme presque tétanisé et à la contracture des inspirateurs. L'oreille perçoit, dans toute la hauteur des deux poumons, une pluie de râles fins, crépitants et sous-crépitants, éclatant superficiellement, par bouffées irrégulières, surtout à la fin de l'inspiration. En même temps, le pouls est rapide, irrégulier ; la pression artérielle tombe, comme l'a montré M. Huchard, à 10 ou 12 centimètres de mercure, au lieu de 20 à 25 avant l'accès.

La crise se termine en quelques minutes par asphyxie ou collapsus cardiaque, ou cesse brusquement au bout de quelques heures ; il est rare de la voir se prolonger d'avantage ; elle peut alors aboutir à l'asystolie aiguë.

De semblables crises se répètent à intervalles irréguliers.

NATURE. — Cette brève description montre qu'il ne s'agit point là d'asthme véritable ; le pseudo-asthme cardiaque s'en distingue par la polypnée et l'existence de fins râles congestifs. Par contre la ressemblance avec le pseudo-asthme rénal, la bronchite albuminurique de Lasègue est telle que nombre de cliniciens, parmi lesquels M. Bouveret, font de l'œdème aigu du poumon une manifestation de l'*insuffisance rénale*. En fait, il est à remarquer que cet accident ne survient guère que chez les artério-scléreux, en particulier au cours de la maladie de Hogdson ; plus rarement, il se produit au cours des affections mitrales, surtout lorsqu'elles sont compliquées de grossesse ; c'est l'un des accidents gravido-cardiaques les plus redoutables. Or, dans tous ces cas, on le voit, il est logique d'invoquer l'intoxication d'origine rénale, pour expliquer les accidents dont la cause immédiate est certainement un trouble vaso-moteur.

Mais celui-ci pourrait bien être aussi d'*origine nerveuse;* c'est là, du moins, l'opinion de M. Huchard, qui place le point de départ des accidents dans l'irritation des plexus nerveux qui entourent l'aorte, par l'inflammation chronique périaortique, qui accompagne l'artério-sclérose.

Enfin, il est une troisième explication. On a attribué l'œdème aigu du poumon à une *insuffisance brusque du ventricule gauche.* Elle se produit toutes les fois que la tension artérielle monte brusquement, c'est-à-dire au moment d'une digestion pénible, à l'occasion d'une fatigue, d'une néphrite aiguë, ou d'une poussée subaiguë pendant une néphrite chronique; on peut aussi, parfois, incriminer une poussée subaiguë de coronarite ou de myocardite. Le ventricule, qui suffisait à peine à sa tâche, fléchit alors brusquement ; il en résulte une diminution brusque de la tension artérielle, avec rétrostase pulmonaire considérable. Les vaisseaux du poumon, distendus par le sang, se trouvent dans un véritable état d'érection, gênant les mouvements du poumon ; cette distension exagérée diminue mécaniquement le champ de l'hématose, en rétrécissant les alvéoles pulmonaires; enfin, elle est particulièrement favorable à la transsudation séreuse, qui constitue l'œdème pulmonaire.

TRAITEMENT. — De cet exposé pathogénique résultent deux grandes indications thérapeutiques; il faut: 1° assurer la déplétion de la petite circulation, et 2° tonifier le cœur.

On diminuera la stase pulmonaire par l'emploi des révulsifs : ventouses sèches et scarifiées en grand nombre, sinapisation des membres inférieurs, enfin, par une saignée copieuse, surtout lorsque l'œdème survient au cours d'une grossesse.

On relèvera l'énergie du myocarde par des injections sous-cutanées d'éther et d'huile camphrée.

Enfin, on peut prévenir le retour des accidents par l'emploi du régime lacté absolu chez les artério-scléreux, ou chez les femmes enceintes qui ont déjà eu une crise.

Rappelons, en terminant, que la morphine est ici absolument contre-indiquée, puisqu'elle favorise l'asphyxie (Brouardel).

CHAPITRE II

L'ANGINE DE POITRINE

L'angine de poitrine est un symptôme caractérisé par l'apparition de crises de *douleurs précordiales, paroxystiques et angoissantes.*

SYMPTÔMES. — La *forme commune* est l'angine des artério-scléreux. Pendant une marche contre le vent, l'ascension d'un escalier ou à l'occasion d'un effort musculaire quelconque, le malade s'arrête brusquement, étreint au cœur d'une *douleur* comparable à celle que produirait la pression d'un étau rapprochant le sternum de la colonne vertébrale. D'autres fois, il a la sensation de griffes de fer lui déchirant la poitrine. Cette douleur est *angoissante*, le malade n'ose plus respirer ; sa face pâlit et se couvre de sueurs ; il a la sensation de la vie qui s'éteint (Elsner).

Cette douleur siège *derrière la première pièce du sternum*, parfois plus bas, à l'épigastre ; Fothergill l'a comparée, dans certains cas, à la sensation d'une « barre épigastrique » ; parfois, existe un point dorsal.

Le plus souvent, elle irradie en divers sens. La plus commune de ces irradiations s'étend dans le domaine du *plexus brachial gauche*, vers l'épaule, le bras, et *dans la sphère du cubital*, c'est-à-dire le long du bord cubital de l'avant-bras et de la main, jusque dans les deux derniers doigts.

Souvent aussi la douleur s'étend, dans le domaine du plexus cervical, sur le côté gauche du cou, jusqu'à l'angle de la mâchoire.

Parfois aussi la douleur s'étend le long du phrénique gauche, augmentant encore la dyspnée ; certains malades accusent une sensation de boule remontant le long de l'œsophage, comme celle des hystériques.

Plus rarement, la douleur se propage en ceinture, ou vers le bas ventre, le pli de l'aine. Il est exceptionnel de voir le maximum reporté à droite.

L'examen du cœur, pratiqué au moment de la crise, ne montre, bien souvent, rien d'anormal ; le cœur est régulier, ses battements ne sont ni accélérés ni retardés, ses bruits parfaitement normaux.

La crise dure quelques secondes ou quelques minutes, puis cesse brusquement, comme elle avait commencé ; il reste une sensation de lassitude générale, même d'angoisse, avec engourdissement du bras gauche pendant un certain temps, ce qui distingue l'angine des viscéralgies, telles que la colique néphrétique ou hépatique, qui finissent brusquement et complètement.

Enfin, on a signalé des phénomènes critiques marquant la fin de la crise ; ce sont des éructations, parfois des vomissements, une crise urinaire, enfin le gonflement du testicule (Laennec). M. Lancereaux, enfin, a remarqué l'existence d'une *sialorrhée* abondante, à laquelle il attribue une certaine valeur séméiologique ; ce signe est tout à fait inconstant et ne saurait entrer en ligne de compte pour le diagnostic.

Telle est la forme habituelle; mais chacune des parties constituant le tableau symptômatique peut se trouver dénaturée, d'où la possibilité de distinguer un certain nombre de formes cliniques.

L'angoisse peut exister seule, sans douleur, et constituer, à elle seule, toute la crise. D'autres fois elle fait complètement défaut, et cela même dans les formes les plus graves, par exemple, dans les cas où l'angine se réduit à une syncope foudroyante. C'est ainsi que M. Potain cite le cas d'un malade, mort subitement d'une crise d'angine, en montant un escalier; M. Huchard, celui d'un malade mort subitement, en jouant au billard. Suivant l'expression de M. Bernheim, il s'agit alors « d'angine sans angine ».

Parfois, enfin, l'angoisse est si légère qu'il suffit au malade de ralentir le pas, ou de s'arrêter un instant, pour amener la cessation de la crise, dont personne ne s'aperçoit autour de lui.

Les *caractères de la douleur* sont non moins sujets à variations. Le maximum est, parfois, épigastrique ou dorsal, parfois même la douleur se réduit à une des irradiations habituelles, douleur intercostale, le long du cubital ou du phrénique, par exemple. Ces formes frustes ne sont pas toujours les moins graves : un malade de M. Potain vint le consulter pour une douleur intermittente du poignet gauche, et, admis à l'hôpital, mourut subitement en montant l'escalier; M. Potain cite une autre malade, chez laquelle la crise d'angine n'était représentée que par un accès de céphalalgie ; on l'a vue réduite à un trismus passager.

L'intensité de la douleur est, elle aussi, des plus variables. Enfin, la *durée* de la crise varie, comme nous le verrons plus loin, suivant l'ancienneté des accidents.

Diagnostic. — 1º *Diagnostic positif*. — Il est aisé dans la forme commune, mais les nombreuses variations que peut présenter le tableau symptomatique le rendent parfois des plus difficiles.

Le signe le plus caractéristique est, pour M. Potain, le début brusque, *au moment même où se produit l'effort ;* la brièveté des accès et la cessation brusque de l'accès sont également des caractères importants.

Mais il faut bien savoir que l'angine de poitrine ne tarde pas à se modifier profondément. Seuls les premiers accès débutent au moment de l'effort, durent peu, et se terminent brusquement. Plus tard, l'effort nécessaire pour faire éclater la crise devient de moins en moins considérable ; chez les vieux angineux, il suffit d'un simple mouvement, d'un changement de position dans leur lit ; chez eux, l'accès peut même éclater spontanément, après un repas très copieux, à l'occasion d'une émotion, d'un cauchemar.

En même temps qu'ils se reproduisent plus aisément, les accès perdent, peu à peu, leurs caractères primitifs ; la douleur devient moins forte, moins angoissante, et dure plus longtemps : l'accès finit par durer un quart d'heure, et même davantage.

On voit donc que, pour faire le diagnostic, il

faut surtout s'enquérir des *premiers accès*, seuls caractéristiques.

Nous avons déjà dit que l'examen du cœur pouvait ne montrer aucun signe anormal. Il en est de même pour ce qui concerne les autres viscères, notamment les poumons : rien, dans les signes constatés à l'auscultation, ne vient expliquer la dyspnée; ce n'est que rarement que l'on voit apparaître de l'œdème pulmonaire, comme l'avait déjà indiqué Guéneau de Mussy. M. Dieulafoy a rencontré le ballonnement du ventre, mais non dans tous les cas.

Enfin, la circulation périphérique est souvent troublée; outre les sueurs et la sialorrhée, déjà signalées, et qui semblent dépendre d'une modification des vaso-moteurs, on constate, parfois, l'asphyxie symétrique des extrémités, mais ce signe, peu fréquent, servirait plutôt à égarer le diagnostic.

L'examen du cœur, entre les crises, est bien plus utile; on constate une cardiomégalie notable, avec des signes d'aortite chronique ; dilatation et allongement de la crosse aortique, surélévation des sous-clavières. Souvent, en même temps, on constate des signes périphériques indiquant l'artériosclérose ; enfin, parfois, on trouve la maladie de Hogdson, ou de l'arythmie, en cas de lésions dégénératives accentuées du myocarde. Or, la sclérose cardio-aortique accompagne, bien souvent, la *coronarite oblitérante*, à laquelle, nous le verrons plus loin, on s'accorde presque unanimement à rapporter l'angine de poitrine véritable.

2° *Diagnostic différentiel.* — La *forme com-*

mune pourrait être confondue avec les dyspnées paroxystiques, généralement englobées sous le nom de *crises d'asthme vrai*, ou de *pseudo-asthme*.

La crise d'*asthme véritable* est aisée à reconnaître ; ce qui domine, c'est la dyspnée ; le malade court à la fenêtre, mettant en jeu tous ses inspirateurs, s'agitant ; on trouve le thorax, en inspiration : la respiration, est lente, sifflante, souvent assez bruyante pour être perçue à distance. Enfin la longue durée de l'accès peut encore servir pour le diagnostic.

Le *pseudo asthme cardiaque* se distingue encore plus aisément de l'angine de poitrine. Il survient la nuit ; la dyspnée s'accompagne de polypnée ; on trouve les deux poumons encombrés de râles congestifs.

Le *pseudo-asthme rénal* consiste, lui aussi, en crises de dyspnée paroxystique surtout nocturnes ; la respiration prend, souvent, le type de Cheyne-Stokes ; il ne survient, enfin, qu'en cas d'urémie ; le diagnostic n'offre pas de difficulté.

On ne saurait prendre la douleur rétrosternale pour une simple cardiodynie, ou une douleur précordiale, d'origine pleurale. Elles n'ont ni le caractère angoissant, ni les irradiations, ni, surtout, l'allure paroxystique des crises d'angine de poitrine.

Le diagnostic peut être plus délicat, en ce qui concerne les douleurs de la région aortique ; on discute encore pour savoir s'il faut les rapporter à une simple névralgie, ou bien à l'ossification des coronaires.

Il suffit, enfin, de signaler le *pseudo-asthme*

convulsif, qu'on ne saurait prendre pour une crise d'angine.

Le diagnostic est plus embarrassant, lorsqu'on se trouve en présence d'une forme anormale, principalement lorsque la douleur se trouve réduite à une pseudo-névralgie intercostale, ou phrénique. Mais elle survient au moment de l'effort, par crises, qui se distingueront des crises névralgiques, par ce fait qu'on ne trouve point de sensibilité spéciale le long des trajets nerveux. Cependant, il faut se rappeler qu'en cas d'angine on constate, parfois, un certain degré d'hyperesthésie cutanée.

Enfin, les crises de *douleurs en ceinture des tabétiques* se distinguent de l'angine de poitrine, par leurs caractères ; elles sont de plus longue durée, bilatérales, peu angoissantes, et surtout elles ne se produisent pas au moment de l'effort.

D'ailleurs, il est bien rare que le malade n'ait pas eu, au moins, un accès franc et bien caractérisé d'angine de poitrine ; l'interrogatoire permettra, en remontant aux premiers accès, de faire le diagnostic.

3º *Nature de l'angine.* — Avoir reconnu l'angine de poitrine n'est que bien peu de chose ; le point important est de savoir en trouver la cause ; en effet, dans nombre d'affections, on retrouve des crises, plus ou moins complètes, de douleurs précordiales : on les appelle les *fausses angines*, par opposition à l'*angine vraie*, dont nous avons décrit les symptômes. M. Huchard propose de les réunir sous la dénomination collective d'*angina minor*, l'angine légère, par opposition à l'angine vraie, qu'il appelle l'*angina major*. C'est qu'en effet il n'existe pas seulement, entre les deux variétés, une différence étiologique : elles sont d'un pronostic tout différent, et réclament une thérapeutique qui varie suivant la cause. On voit combien est importante la distinction des deux grandes classes d'angine.

Nous avons suffisamment décrit les caractères de l'*angina major*, pour n'avoir plus à y revenir : rappelons seulement que les premiers accès, souvent seuls caractéristiques, se reconnaissent à ce qu'ils débutent au moment même où se produit un effort, ne durent que quelques instants, et cessent brusquement. Nous allons, maintenant, passer en revue les principaux types de l'*angina minor*, et voir comment on peut les distinguer de l'*angina major*.

1° Dans une première classe, l'angine est due à l'*insuffisance brusque du myocarde ;* le type en est celle du *cœur forcé*. Un sujet, ayant fourni une longue course, s'arrête subitement, et porte la main à son cœur, où il ressent tout à coup une douleur angoissante; cette angine peut être grave, puisqu'elle est parfois mortelle.

2° D'autres fois, l'angine survient au cours d'une *infection* ou d'une *intoxication*. Il est rare qu'elle apparaisse au cours d'une maladie infectieuse aiguë; cependant, on l'a vue, dans le rhumatisme articulaire aigu, succéder à la brusque disparition de l'arthralgie, puis disparaître, à son tour, pour être remplacée par une autre manifestation viscérale.

Au cours du *rhumatisme subaigu*, surtout chez les femmes nerveuses, on voit apparaître, la nuit, ou sous l'influence du froid, des crises d'angine terribles, dramatiques, mais peu dangereuses.

L'aortite aiguë s'accompagne fréquemment de douleurs précordiales, subcontinues, avec paroxysmes après les repas et, surtout, à l'occasion des moindres mouvements. Il s'agit bien là de véritable angine; les douleurs peuvent prendre le caractère angoissant, et présenter les irradiations habituelles, vers le plexus brachial gauche.

Parmi les infections chroniques, l'*insuffisance aortique* est une de celles qui s'accompagnent le plus volontiers d'angine. Mais cette angine ne présente pas de caractères constants; tantôt elle est liée à la gastralgie; tantôt, elle appartient, à une poussée subaiguë d'aortite, aisément constatable, si on prend la peine de rechercher la dilatation de l'aorte, au moment où une poussée fébrile vient annoncer l'existence d'une infection, tandis que les douleurs précordiales attirent l'attention du côté de l'aorte. Enfin, au cours de la maladie de Hogdson, on observe fréquemment des crises d'*angina major*, survenant au moment de l'effort.

Il existe trois cas d'angine alternant avec des accès de *goutte aiguë*, et avec d'autres douleurs viscérales : coliques hépatiques, néphrétiques, ou gastralgie; l'un de ces cas, appartient à Mac Kumm; le second a été décrit par M. Vergely, de Bordeaux, qui a signalé la répétition fréquente des accès, se reproduisant jusqu'à cinquante fois en un seul jour; le troisième enfin est de M. Lécorché. Ce qu'on observe le plus souvent, dans la goutte, ce sont des accès d'angine qui surviennent en même temps que les accès de goutte ; nous verrons que ces deux variétés sont, peut-être, de nature toute différente.

L'angine est exceptionnelle au cours de l'impaludisme ou de la syphilis ; remarquons que l'*angina major* s'observe, le plus souvent, chez des sujets atteints d'artério-sclérose.

Parmi toutes les *hétéro-intoxications*, celle qui donne lieu, le plus souvent, à des accès angineux, est, certainement, l'intoxication chronique par le tabac. Elle apparaît chez les vieux fumeurs de préférence, et survient souvent : chaque jour, presque à heure fixe, le matin et le soir. La crise n'est pas provoquée par l'effort, mais se produit au repos, après que le malade a fumé, ou simplement respiré pendant un certain temps de la fumée de tabac. La douleur est surtout rétro-sternale, les irradiations manquent fréquemment ; en outre, ses caractères ne sont pas ceux de l'*angina major ;* les patients accusent une sensation de dilatation, d'arrachement de la poitrine, plutôt que de constriction.

En même temps, on trouve des signes non équivoques de l'intoxication chronique par le tabac. Les malades sont sujets aux vertiges, aux palpitations ; leur mémoire s'affaiblit ; ils ont de la sialorrhée, se plaignent de dyspnée et d'un état nauséeux continuel, après les repas ; de temps en temps, ils éprouvent des malaises spéciaux, accompagnés de sueurs, ont une tendance marquée à la cyanose et à l'algidité périphériques, parfois même des syncopes véritables ; on constate, enfin, de fréquents faux-pas du cœur.

On a signalé d'autres variétés plus rares, d'angine toxique. Mills a rapporté une observation nette d'angine par ergotisme. MM. Renaut, de Lyon, et Gélineau ont publié deux cas d'angine attribuable à l'intoxication oxy-carbonée.

Au contraire, l'alcoolisme, le saturnisme ne semblent pas agir autrement qu'en occasionnant de l'artério-sclérose.

3° Enfin, nombre d'*anginæ minores* surviennent à l'occasion de *viscéralgies* diverses, ou bien au cours des principales *névroses*.

Il est classique de mettre au premier plan, parmi les angines occasionnées par une viscéralgie, celles dues à un trouble *gastro-intestinal*. Après un repas copieux, un malade est pris de pesanteur gastrique; il éprouve la sensation angoissante d'un poids qui l'oppresse, pesant péniblement sur l'épigastre; la douleur peut présenter les irradiations habituelles vers le bras gauche. Ces crises n'offrent aucune gravité; nous verrons que leur interprétation est assez délicate.

Plus rarement, on observe des crises d'angine, au cours des diverses affections intestinales. La mieux établie est celle que M. J. Teissier, de Lyon, a pu rattacher à la présence de vers intestinaux.

Il existe quelques cas d'angine de poitrine, survenant chez les femmes récemment accouchées; Archambault en a signalé deux exemples, dont l'un se termina par la mort.

Enfin, M. Potain a signalé une curieuse variété : c'est l'*angine des amputés du bras gauche*, qu'on observe, parfois, en cas de simple névrite du plexus brachial gauche. Elle survient à l'occasion d'un effort fait avec le bras gauche, ou son moignon ; ses caractères sont ceux de l'*angina major*, dont elle ne diffère que par sa bénignité ; elle n'est jamais mortelle.

Les accès d'angine de poitrine sont des plus fréquents chez les *hystériques*. Leurs caractères sont bien tranchés et en font une catégorie à part. Les accès surviennent surtout la nuit, après une journée fatigante, parfois à l'occasion d'un cauchemar. La malade se dresse soudain sur son lit, s'agite, crie, accusant un point de côté violent, ou une sensation de tension intense, qu'elle cherche à calmer en prenant les positions les plus variées ; l'accès dure longtemps, une ou deux heures parfois ; dans quelques cas, il dure toute la nuit, puis il cesse brusquement, et se termine, souvent, au milieu de phénomènes nerveux : crise de larmes, émission d'urines claires et abondantes.

Puis, les accès se répètent souvent, à intervalles parfaitement réguliers, aux mêmes heures, pendant plusieurs jours ; quelquefois, leur fréquence est à peine croyable ; on en aurait compté jusqu'à 400 dans la même journée, puis la crise cesse brusquement, pour se reproduire à intervalles tout à fait variables.

On peut se rendre compte, par ce long exposé, combien est variable la physionomie de l'*angina minor*. Tantôt, elle a des caractères bien tranchés, comme celle des hystériques, des fumeurs ; dans d'autres cas, il est bien moins facile de dire si on a affaire à l'*angina major* ou à l'*angina minor*, surtout lorsque le malade est atteint d'une maladie, comme la maladie de Hogdson, où l'on peut rencontrer les deux. Le diagnostic se fera en recherchant les caractères spéciaux à l'*angina major*, et dont le plus essentiel est le début, *au moment même où se produit l'effort ;* du moins, pour les premiers accès. Nous savons, en effet, que, plus tard, l'*angina major* pourra se produire au repos ; ses autres caractères, c'est-à-dire sa courte durée et l'intensité de la douleur et de l'angoisse, vont alors en s'atténuant ; les crises deviennent moins intenses et plus longues ; enfin elles tendent à se rapprocher et finissent par devenir presque quotidiennes, c'est-à-dire, aussi fréquentes que bon nombre d'*anginæ minores.*

Il vient donc un moment où les caractères propres de l'*angina major*, début brusque, intensité des symptômes, courte durée et répétion peu fréquente des accès, n'existent plus ; à ce moment, le diagnostic différentiel est, dans bien des cas, absolument impossible, si on n'a pour se guider le souvenir des premiers accès.

C'est alors qu'on a affaire à ces *cas mixtes*, si embarrassants, non seulement parce que les symptômes peuvent être attribués à l'*angina minor*, aussi bien qu'à l'*angina major*, mais surtout à cause de la coexistence possible des deux variétés, dont les accès peuvent alterner irrégulièrement, ou se confondre plus ou moins.

Évolution et pronostic. — Nous avons déjà esquissé la marche de l'*angina major*. Les accès sont d'abord éloignés les uns des autres, séparés, souvent, par un intervalle de plusieurs mois, ce qui est un bon caractère différentiel d'avec les crises de l'*angina minor*, ordinairement bien plus fréquentes ; puis, peu à peu, les accès se rapprochent, survenant pour des causes occasionnelles, de moins en moins considérables ; ils finissent enfin par se reproduire tous les jours, ou même, plusieurs fois par jour, alors même que le malade est alité. La mort n'est plus, dès lors, qu'une question de jours ; le malade, s'il ne succombe à un des accidents de la sclérose cardiaque ou viscérale, meurt dans une dernière crise d'angine. La mort est due à une syncope ; quelquefois aussi, mais plus rarement, les malades, au sortir d'un accès d'angine, présentent des signes de collapsus cardiaque, le cœur est faible et rapide, le pouls est mou et dépressible, la pression artérielle diminue progressivement, l'anurie devient complète, la mort survient en quelques heures ou quelques jours.

Enfin, fait encore plus grave, la mort peut être occasionnée, dès les premiers accès, par une syncope subite. Un certain nombre de gens morts subitement, sans avoir jamais présenté d'angine de poitrine, ont succombé à leur premier accès.

Tout autre est le pronostic de l'*angina minor*. Les accès peuvent être aussi dramatiques que ceux de l'*angina major;* ceux des hystériques le sont même davantage ; leur répétition est extrêmement variable, ils sont, parfois, presque subintrants; mais l'*angina minor* n'est *presque jamais mortelle*. Il convient cependant de faire des réserves pour l'angine tabagique, qui peut amener une syncope mortelle, et celle du cœur forcé, variété à part que l'on devrait plutôt rapprocher de l'*angina major*.

Enfin, l'angine des hystériques est parfois

grave; la répétition incessante des accès finit par rendre la vie insupportable ; une syncope mortelle pourrait même en être parfois la conséquence.

Cependant, d'une manière générale, l'*angina minor* est bénigne, surtout par ce fait qu'elle est essentiellement curable; on en amène la disparition facile et rapide par la suppression de la cause.

PATHOGÉNIE. — *a*) L'*angina major* semble résulter d'une gêne dans le fonctionnement du myocarde. A l'autopsie, on trouve presque toujours des lésions chroniques des coronaires, amenant leur sténose. Mais, chose remarquable, l'angine peut avoir fait défaut chez des sujets dont les coronaires présentent des lésions athéromateuses très étendues ; Jenner, qui, le premier, avait signalé la sténose des coronaires, se trompait donc, lorsqu'il attribuait l'angine à leur ossification. On ne peut pas non plus invoquer, avec Pavy, la nutrition défectueuse du myocarde; en effet, souvent le myocarde des sujets morts d'angine est parfaitement sain. Aussi l'explication, actuellement proposée par M. Potain et admise par la majeure partie des cliniciens, est-elle tout autre. Pour M. Potain, le point important, c'est non les lésions en elles-mêmes, mais le *rétrécissement des coronaires* qu'elles occasionnent. Souvent, chez des sujets morts d'angine, on trouve des lésions discrètes, une simple plaque d'artérite chronique scléreuse ou calcaire ; il est parfois nécessaire de sectionner les coronaires sur toute leur longueur avant de découvrir le point malade qui n'occupe pas toujours leur origine et peut être très limité ; mais toujours on constate qu'en cet endroit le calibre du vaisseau est notablement rétréci. On trouve, assez souvent, l'une des coronaires, surtout la gauche, presque complètement oblitérée : on a peine à introduire un stylet dans son orifice, qui est parfois même difficile à trouver.

Voici, dès lors, l'explication que donne M. Potain. Le cœur, comme d'ailleurs les principaux organes et les muscles, reçoit beaucoup plus de sang qu'il n'est nécessaire. Aussi, peut-il continuer à fonctionner régulièrement, malgré la sténose des coronaires, pourvu que l'effort qu'on sollicite de lui ne soit point trop considérable. Au contraire, veut-on lui demander un travail exagéré, la circulation sanguine se trouve brusquement insuffisante pour lui fournir suffisamment de matériaux nutritifs; voilà pourquoi les accès d'angine éclatent brusquement au moment d'un effort exagéré. M. Potain compare l'angine à ces accès de claudication intermittents des vieux chevaux, dont les artères iliaques sont rétrécies par l'artério-sclérose. Ils peuvent suffire à un travail modéré, mais, dès qu'on leur impose une course un peu rapide, on les voit brusquement s'arrêter, leur train de derrière est subitement frappé de paralysie transitoire, qui disparaît dès que le repos a permis au sang d'arriver en quantité suffisante pour permettre à nouveau le fonctionnement des muscles.

Cette théorie permet de comprendre comment, par suite de l'accroissement progressif des lésions, les crises d'angine se reproduisent de plus en plus aisément, et durent de plus en plus longtemps.

Mais cette manière de voir n'est pas la seule qui ait été proposée. Rougnon, qui, en 1768, avait donné, en même temps que Heberden, la première description de l'angine de poitrine, l'attribuait à l'ossification des cartilages intercostaux, théorie soutenue ensuite par Hunter. Puis, Laennec en fit une *névralgie du cœur :* la *théorie nerveuse* fut ensuite soutenue par Peter, qui incriminait la *névrite des pneumogastriques.* Actuellement M. Lancereaux, ayant constaté, dans plusieurs autopsies des sujets morts d'angine, la névrite des pneumogastriques, fait de cette lésion la cause de l'angine.

Cette théorie est certainement vraie dans quelques cas; mais, d'une part, la constatation de la névrite n'a encore été annoncée qu'une dizaine de fois dans les observations publiées, et, d'autre part, cette névrite était souvent la conséquence d'une aortite ou d'une péricardite, qui, peut-être, s'accompagnaient de coronarite, si bien qu'il est souvent difficile d'éliminer complètement celle-ci.

A la coronarite mise en avant par M. Potain, on a opposé trois autopsies, dont l'une publiée par M. Lancereaux, en 1895, dans lesquelles existait une sténose très marquée des coronaires, alors que les malades n'avaient pas souffert d'angine pendant leur vie. Mais M. Potain fait remarquer qu'il s'agissait alors de vieux cardiaques alités depuis longtemps, ce qui pouvait très bien les empêcher de souffrir aucunement de leurs lésions.

M. Lancereaux objecte encore qu'on ne saurait comprendre comment une lésion continue peut amener des symptômes intermittents. Il est facile de répondre que la cause occasionnelle des accidents doit être cherchée, non dans la lésion, mais dans le surcroît de travail demandé au cœur.

MM. Dieulafoy et Widal se rallient à une théorie mixte, acceptant que la coronarite produise un certain état de méiopragie, mais ce serait à la lésion nerveuse qu'il faudrait demander la raison des douleurs irradiées aux nerfs voisins du plexus cardiaque, et de l'angoisse.

b) L'*angina minor* est, le plus souvent, de *cause nerveuse*. Cela est évident pour celle des hystériques, des amputés, enfin pour celle dont les accès alternent avec une crise de goutte, de rhumatisme articulaire aigu. De même, c'est en irritant directement le plexus cardiaque que la dilatation aiguë de l'aorte amène la production de crises. Les crises d'angine, provoquées par la présence de parasites intestinaux, semblent bien être un phénomène d'ordre réflexe. Il en serait de même, d'après M. Potain, pour les crises d'angine d'origine gastrique : elles seraient dues à un trouble vaso-moteur d'ordre réflexe exerçant ses effets sur les petits vaisseaux du poumon et amenant la production d'une dilatation rapide des cavités droites par insuffisance cardiaque aiguë : cette variété serait donc à rapprocher de l'angine par cœur forcé.

Mais cette interprétation n'est pas la seule plausible : remarquons, en effet, que l'angine de cause gastrique n'apparaît que dans les cas où existent de la pesanteur après les repas, des renvois gazeux, voire même du gonflement épigastrique, c'est-à-dire dans les cas où les fermentations gastriques prennent un développement exagéré. Dès lors, ne

pourrait-on soutenir l'origine *toxique* des accidents, l'insuffisance cardiaque pourrait s'expliquer
aussi bien par une toxhémie que par un trouble
vasomoteur.

L'origine toxique est évidente, dans un grand
nombre de cas. Citons, par exemple, les faits d'angine survenant, au cours de l'intoxication oxycar-
bonée, chez des sujets qui n'en avaient jamais eu
auparavant, et n'en eurent jamais par la suite.

L'origine toxique est non moins évidente pour
l'angine *tabagique*. Elle ne survient que chez les
sujets présentant d'autres signes d'intoxication
tabagique. Celle-ci est, parfois, d'une netteté
remarquable; par exemple, M. Gélineau a relaté
le cas de l'équipage d'un navire qui, hivernant
dans les régions polaires, et sans cesse confiné
dans l'entrepont, n'avait d'autre distraction que de
fumer continuellement. Aussi, tous les matelots ne
tardèrent pas à présenter des signes d'intoxication
tabagique intense, et des crises d'angine, qui dis-
parurent complètement le jour où ils abandonnè-
rent totalement l'usage du tabac.

Certains auteurs pensent que l'effet du tabagisme est la production d'un spasme des coronaires;
les crises angineuses seraient comparables à celles
de la coronarite oblitérante, non seulement parce
qu'elles peuvent, parfois, amener la mort, mais,
encore, par leur pathogénie. Il faut remarquer, en
outre, que, le tabac étant un facteur avéré d'artério-sclérose, l'intoxication tabagique peut concourir
à la production de crises d'*angina major* véritable.

L'origine toxique est encore vraisemblable,
pour ce qui concerne les crises d'angor survenant

au cours des maladies infectieuses aiguës. Cette intoxication peut, d'ailleurs, exercer ses effets, soit sur le système nerveux, soit directement sur le myocarde, qui, souvent surmené par la tachycardie, et, parfois, par l'existence d'une complication cardiaque ou viscérale, est, en outre, irrigué par un sang chargé de produits toxiques.

Enfin, comment expliquer le *cœur forcé*? Peut-être, le surmenage mécanique n'est-il pas tout; on sait que tout muscle qui travaille produit des toxines qui sont évacuées par le sang; peut-être l'insuffisance brusque du myocarde est-elle due non au surcroît de travail, mais bien à ce que la circulation n'offre plus une activité suffisante pour compenser la production exagérée de toxines, si bien que l'angine du cœur forcé pourrait, en définitive, être classée parmi les angines d'origine toxique. Cela est d'autant plus vraisemblable qu'il est de notion vulgaire que la chair des animaux forcés à la course est extrêment toxique et peut parfois déterminer des accidents d'intoxication chez ceux qui en mangent.

En définitive, nous nous résumerons en disant que l'*angina major* est due à la coronarite oblitérante, parfois à une névrite, tandis que l'*angina minor* peut se diviser en deux grandes classes : dans la première, les accidents sont d'origine nerveuse, dépendant d'une névralgie, d'un acte réflexe, ou d'une névrose; dans la seconde, l'angine reconnaît pour cause une auto ou hétéro-intoxication, dont les effets atteignent le myocarde, soit directement, soit par l'intermédiaire du système nerveux, ou de la circulation sanguine.

TRAITEMENT. — Il doit remplir deux grandes indications : 1º calmer l'accès, et 2º en prévenir le retour.

1º *Traitement de l'accès*. — Il doit être rapide, puisque les premiers accès ne durent que quelques instants, et peuvent se terminer par une syncope mortelle.

La *morphine* calme la douleur; on peut l'employer à hautes doses, et en donner jusqu'à 4 grammes, s'il est nécessaire, le meilleur antidote de la morphine étant la douleur : mais, outre le grave inconvénient de conduire à la morphinomanie, cette médication a le défaut capital de n'amener de soulagement notable qu'au bout de plusieurs minutes pendant lesquelles le malade est en proie à des souffrances extrêmement intenses qu'il faut, à tout prix, lui épargner.

Le meilleur remède à opposer à la crise est le *nitrite d'amyle;* on en verse de trois à six gouttes sur un mouchoir, que l'on applique sur la bouche et sur les narines; l'effet se produit au bout de 15 à 20 secondes; il semble agir par vaso-dilatation, et rétablir ainsi la perméabilité des coronaires. Filehne a bien, il est vrai, démontré qu'il ne produit pas de vaso-dilatation appréciable sur les vaisseaux de l'œil et ceux du poumon; ils semblent être les seuls, car on voit le visage se congestionner, devenir vultueux; d'ailleurs quelle que soit l'explication, le fait est là, incontestable.

Mais l'action du nitrite d'amyle s'épuise au bout de quelques minutes. Aussi n'est-il suffisant que pour calmer les premiers accès : plus tard, lorsque chacun dure jusqu'à un quart d'heure, il faut lui adjoindre une autre médication.

En outre, il faut bien savoir que le nitrite d'amyle s'altère vite, et perd, en quelques mois, ses propriétés; en outre, c'est un médicament dangereux; on ne peut le confier aux malades, qui, pressés, versent sans compter; or, des doses dépassant six gouttes peuvent amener de graves accidents.

La médication par le nitrite d'amyle sera donc complétée par l'emploi de la trinitrine, ou nitroglycérine. On la prescrit en solution alcoolique au centième, et on en fait prendre de huit à dix gouttes, au début de la crise, en même temps que le nitrite d'amyle; l'effet est le même que celui du nitrite d'amyle, mais ne se produit qu'au bout de 5 minutes, et dure beaucoup plus longtemps. En outre, c'est une substance bien moins toxique, et dont l'usage peut être continué pendant très longtemps. Il est absolument inutile d'en faire prendre de fortes doses à la fois; on a conseillé d'en donner jusqu'à cinquante gouttes par accès; l'effet produit n'est ni meilleur, ni plus rapide, et ne dure pas plus longtemps.

Signalons cependant un danger de la trinitrine; à la longue, elle peut amener des troubles dyspeptiques et nerveux, si bien qu'après avoir guéri le malade de son angine elle pourrait, si on n'y prend garde, lui occasionner des crises d'angine d'origine gastrique (Potain). Ces accidents seront retardés, si on prend la précaution de diluer la trinitrine, en la faisant prendre, par exemple, dans une tasse d'une tisane quelconque.

2° *Traitement préventif*. — On conçoit qu'il soit extrêmement variable, suivant la cause et la nature des accès angineux.

a) En cas d'*angina major*, le cœur est en état de *méopragie* : on évitera, pendant longtemps, les accidents, en évitant toutes les causes de surmenage, les efforts trop énergiques ou prolongés.

On peut essayer de combattre la coronarite par l'emploi prolongé de l'iodure de sodium à petites doses; 5o à 6o centigrammes par jour. On peut prescrire

> Iodure de sodium........   10 à 15 gr.
> Eau.....................   5oo   —

Une cuillerée à bouche, matin et soir, dans un demi-verre d'eau sucrée.

Prendre ce médicament pendant vingt jours par mois, ne rien faire pendant les dix autres. Continuer cette médication pendant deux ans, au moins.

b) Pour les autres variétés, le traitement doit surtout s'adresser à la cause.

L'angine des *maladies infectieuses* doit être combattue par le repos, les toniques généraux, comme le sulfate de quinine, et la révulsion précordiale. En cas de rhumatisme, l'emploi du salicylate à hautes doses (6 gr.) est indiqué. En cas d'*aortite aiguë*, il faut modérer l'inflammation et éviter la dilatation de l'aorte. Le repos le plus absolu est nécessaire; il faut, autant que possible, diminuer le travail de l'estomac, à cause de l'activité circulatoire qu'il exige, par l'emploi du régime lacté exclusif : on doit enfin traiter l'aortite par l'iodure à petites doses (comme pour la coronarite, ou forcer un peu la dose); si l'iodure est mal supporté, on le remplace par le sirop iodotannique où le tannin vient ajouter son action à celle de l'iodure, et qui est, d'ordinaire, bien supporté. Enfin, la révulsion locale, sous forme de pointes de feu, a les plus heureux effets.

En cas de *fermentations gastriques*, il faut les atténuer par l'emploi momentané du régime lacté; et l'administration de purgatifs aidés, au besoin, d'un lavage d'estomac. On combattra le retour des accidents par l'emploi des absorbants (charbon, 2 à 4 gr. par jour, en cachets, ou salicylate de soude, 2 gr. par jour). Enfin, on modère la production des fermentations par un régime et une hygiène sévères.

L'angine est-elle due à une hétéro-intoxication, il faut supprimer celle-ci. C'est le seul remède à opposer aux angines des fumeurs : la cessation du tabac est suivie de la rapide disparition des accès.

Enfin, lorsqu'on se trouve en présence d'une angine par névralgie, et surtout par névrose, il faut s'adresser uniquement aux calmants du système nerveux, bromures, valérianate d'ammoniaque, etc. En cas d'hystérie, tous les traitements réussissent, pourvu que la médication s'accompagne d'une action suffisante sur le moral des malades.

CHAPITRE III

LES THROMBOSES CARDIAQUES

On trouve fréquemment, à l'autopsie des cardiaques, outre les coagulations cadavériques, des caillots formés pendant la vie : les uns sont formés pendant l'agonie, d'autres sont plus anciens ; ces caillots sont désignés sous le nom de *thromboses cardiaques.*

Symptômes. — La symptomatologie est des plus obscures ; le plus souvent, la thrombose n'est reconnue qu'à l'autopsie ; parfois, cependant, on peut faire pendant la vie le diagnostic à l'aide des symptômes suivants :

Brusquement, un malade atteint de tuberculose pulmonaire, de mal de Bright, ou de rétrécissement mitral, est pris d'une dyspnée extrême, avec orthopnée, cyanose, asphyxie, angoisse précordiale. On trouve le cœur énergique, mais dilaté ; ses battements sont précipités, ses bruits singulièrement assourdis ; la dyspnée augmente au moindre mouvement.

Lorsque la coagulation occupe l'oreillette gauche, les signes de stase dans la petite circulation sont au maximum ; il existe une congestion intense, qui peut aller jusqu'à l'infarctus et l'hémoptysie. Au contraire, la thrombose du ventricule gauche produit l'asphyxie blanche ; la peau devient froide, cireuse, le pouls faible et misérable; le malade est plongé dans un état de torpeur physique et intellectuelle complète.

La *thrombose* de l'oreillette droite cause une cyanose persistante, exagérée au moindre mouvement, ainsi que la dyspnée, qui est extrême : c'est l'asphyxie bleue.

Il n'est point besoin d'insister sur la *gravité du pronostic*. La mort est fatale; elle survient au bout de quelques heures, de quelques jours au plus, et est causée par l'asphyxie ou par la fragmentation du caillot, dont quelque parcelle va former une embolie cérébrale ou pulmonaire.

Diagnostic. — Il se fera à l'aide des accès de suffocation, et par la recherche des signes physiques.

Il est facile de distinguer la thrombose cardiaque d'avec le collapsus cardiaque; les troubles circulatoires y sont autrement marqués et, de plus, il ne produit pas d'asphyxie.

L'asystolie aiguë se reconnaît aux stases périphériques plus prononcées et au peu d'énergie du myocarde : les embolies viscérales débutent brusquement; il faut bien reconnaître qu'ici le diagnostic devient fort délicat, la thrombose cardiaque se compliquant souvent d'embolies viscérales.

Enfin, l'œdème aigu du poumon produit des râles fins qui manquent en cas de thrombose; la congestion pulmonaire y est plus massive, à râles plus gros; de plus l'œdème aigu ne s'accompagne pas des signes de stase périphérique, qui existent en cas de thrombose.

Anatomie pathologique et pathogénie. — Les

thromboses *terminales* se montrent sous deux formes:

Tantôt, on trouve dans les cavités du cœur de gros caillots blancs, fibrineux, légèrement adhérents aux parois; ils remplissent toute la cavité, et envoient des prolongements, parfois très loin, dans les gros vaisseaux.

D'autres fois, on trouve une série de petites masses grisâtres, régulières, dont le volume varie depuis celui d'une tête d'épingle jusqu'à celui d'un œuf de pigeon; elles sont constituées par de la fibrine; au centre est un liquide puriforme.

Ces thromboses terminales s'observent surtout au cours de la tuberculose pulmonaire ou des néphrites chroniques; elles sont dues à la stase sanguine terminale et surtout aux altérations du sang. En effet, les parois du cœur sont à peu près saines; d'ailleurs, les coagulations n'y adhèrent que bien peu, elles semblent se former autour d'amas microbiens, que l'on a pu, parfois, constater en leur centre.

Les thromboses *anciennes* s'observent dans les diverses altérations de l'endocarde ou du myocarde. Rappelons que, dans l'endocardite aiguë, les végétations sont recouvertes d'une couche plus ou moins épaisse de fibrine; dans les endocardites chroniques on trouve accrochés aux aspérités des parois ventriculaires ou valvulaires, et plus spécialement dans les auricules, des caillots sessiles ou pédiculés; ces derniers forment ce qu'on appelle les *polypes du cœur*. Ils peuvent, pendant la vie, s'insinuer d'une manière intermittente dans les orifices du cœur, à la manière d'un grelot, selon l'expression de M. Huchard ; ils déterminent alors de brusques crises de suffocation ; l'oreille perçoit la brusque disparition du claquement valvulaire ; on sent parfois au palper une secousse brusque, comme celle d'un ressort qui se détend, lorsque le polype franchit de nouveau l'orifice.

La structure des coagulations anciennes est variable ; elles sont tantôt molles, friables, et présentent la dégénérescence granuleuse ou graisseuse ; d'autres fois, elles deviennent dures, fibreuses. Elles sont produites par un dépôt, sans cesse croissant, de fibrine sur les aspérités du cœur (plaques d'endocardite ou d'aortite, etc.).

TRAITEMENT. — On conçoit qu'il ne puisse être que palliatif.

On combattra la dyspnée par des injections de très petites doses de morphine (1/4 de centigr.) ; la stase, par des révulsifs ou une saignée ; enfin, on soutiendra le cœur à l'aide d'injections d'éther ou d'huile camphrée.

Il faut recommander aux malades le repos le plus absolu, le moindre mouvement pouvant occasionner une embolie mortelle.

CHAPITRE IV

LES INFARCTUS, LA RUPTURE ET LES ANÉVRYSMES PARTIELS DU CŒUR

L'*infarctus du myocarde* est la nécrobiose d'un point plus ou moins étendu, par arrêt brusque de l'apport sanguin. Elle résulte d'une thrombose, occupant de préférence l'artère interventriculaire antérieure; aussi, l'infarctus occupe-t-il, de préférence, la face antérieure du ventricule gauche. Il n'existe qu'un seul cas d'embolie connu; il est dû à Virchow.

Au niveau du point thrombosé, apparaissent un ou plusieurs foyers d'apoplexie disséminés autour du territoire ischémié; celui-ci se nécrose; l'escarre est sèche, jaune ou humide, rousse; d'autres fois, les lésions aboutissent tout simplement à la formation d'une plaque de sclérose.

Cliniquement, l'infarctus du myocarde, ou bien demeure latent, ou bien amène la mort subite, par syncope, ou enfin détermine la rupture du cœur ou l'anévrysme partiel.

La *rupture du cœur*, due à l'infarctus cardiaque, représente une cause assez fréquente de mort subite. Au cours de l'artério-sclérose, elle se produit à l'occasion d'un effort, d'une émotion, d'une crise d'angine, et amène la mort subite; parfois, cependant, après une crise d'angine, on voit le pouls faiblir; il devient fréquent, irrégulier; la mort subite se fait attendre quelques heures ou quelques jours.

A l'autopsie, on trouve de 2 à 500 grammes de sang épanché dans le péricarde, et, sur la face du ventricule gauche, une perforation longue de 1 à 3 centimètres, qui va se rétrécissant vers la profondeur.

L'anévrysme partiel du cœur est, lui aussi, une trouvaille d'autopsie; un artério-scléreux, sujet à des crises d'angine et d'asystolie, meurt subitement; on trouve, à l'autopsie, comme cause de la mort, une embolie, ou la rupture du cœur, au niveau de l'anévrysme. Celui-ci forme, d'ordinaire, à la face antérieure du ventricule gauche, une tumeur dont le volume varie depuis celui d'une noix jusqu'à celui d'une orange; ses parois sont épaisses de quelques millimètres seulement, elles sont fibreuses, adhérant plus ou moins complètement au péricarde. Autour de l'anévrysme, on trouve des lésions dégénératives. La cavité est remplie de caillots fibrineux et cruoriques.

Dans quelques cas, on peut supposer l'anévrysme, pendant la vie : lorsqu'on constate un gros cœur avec rétraction systolique de la pointe, et souffle ou claquement diastolique; ce sont les seuls signes que l'on ait signalés jusqu'à présent.

CHAPITRE V

LA SYNCOPE

La *syncope* est l'arrêt du cœur et de la respiration avec suppression complète de l'intelligence et du mouvement.

Symptômes. — Elle est, le plus souvent, précédée de *lipothymie*, qui en représente le premier degré. Le malade éprouve du malaise, avec anxiété, vertiges, bourdonnements d'oreille; il pâlit, présente parfois quelques nausées, ou même un ou deux vomissements, puis tombe sans connaissance. Lorsqu'il y a simple lipothymie, cette perte de connaissance n'est pas complète; l'idéation peut même acquérir une intensité extraordinaire; certains noyés, revenant à la vie, se rappellent des rêves d'une infinie douceur.

L'état de *syncope* véritable peut survenir brusquement, ou bien succéder à une lipothymie, dont il ne diffère que par une perte absolue de connaissance. La mort en est souvent la conséquence; toutefois, on a pu rappeler à la vie des malades dont la respiration était complètement arrêtée, et chez lesquels les battements cardiaques avaient cessé d'être perceptibles. Souvent le malade reprend peu à peu ses sens; la syncope ne dure alors que quelques instants ou quelques minutes.

Pathogénie. — La syncope s'observe rarement

dans les endocardites ou aortites aiguës; elle peut terminer la péricardite avec épanchement; bien plus souvent, elle représente la cause de mort dans les myocardites aiguës. C'est à l'intoxication du myocarde ou des centres nerveux que l'on rapporte nombre de cas de mort subite dans les maladies infectieuses.

La thrombose cardiaque, la rupture brusque du cœur ou de l'aorte aboutissent généralement à la syncope.

Enfin, celle-ci est très fréquente au cours des accès d'*angine de poitrine* par coronarite ou peut-être par névrite; parmi les cardiopathies chroniques, celles qui lui donnent le plus souvent naissance sont celles qui s'accompagnent de sclérose du myocarde, comme la symphyse du péricarde, ou la maladie d'Hogdson. Les crises de pouls lent permanent se terminent souvent par une syncope.

Outre les cardiopathies, un certain nombre de maladies peuvent amener la syncope. Citons, entre toutes, les *épanchements pleuraux;* la syncope peut survenir même en cas d'épanchement moyen; elle n'est donc pas purement mécanique; on peut invoquer d'autres causes; un acte réflexe, la thrombose de l'artère pulmonaire, qui est fréquemment constatée à l'autopsie. L'origine réflexe semble bien probable pour la syncope consécutive à la thoracentèse, à la ponction d'une ascite, d'un kyste de l'ovaire, d'un kyste hydatique; mais, dans ces cas, il faut également tenir compte des effets possibles d'une trop brusque décompression et de la congestion qui en résulte.

La syncope s'observe aussi au cours des *ané-*

mies; celles, par exemple, qui succèdent aux grandes hémorragies ou aux maladies infectieuses. Elle se produit alors, !lorsque le malade fait un mouvement brusque, surtout lorsqu'il passe de la position horizontale à la position verticale; ce fait rend bien probable l'hypothèse d'après laquelle la syncope serait alors due à la brusque ischémie du bulbe.

D'autres syncopes ont une origine plus évidente : un certain nombre sont évidemment d'origine *toxique,* comme celle de l'empoisonnement par la digitale, qui arrête le cœur en systole, la muscarine, qui l'arrête en diastole, l'iodol, le cuivre, qui agissent dans le même sens que la muscarine. Ces substances semblent agir sur les centres nerveux ganglionnaires du cœur : d'autres agissent sur les centres nerveux encéphalo-médullaires : telles la syncope tardive de la chloroformisation, ou celle qu'on observe dans les formes toxiques de la grippe, du paludisme, etc.

Certaines syncopes, enfin, dépendent évidemment d'une *action nerveuse :* les unes sont causées par une lésion des centres nerveux, telles celles qu'on observe au cours des méningites suppurées, du mal de Pott sous-occipital ; d'autres sont attribuées à un phénomène d'inhibition : telle la syncope du début de l'anesthésie par le chloroforme; elle semble due à un réflexe, dont le point de départ serait l'irritation de la muqueuse nasale par les vapeurs chloroformiques, ou bien encore celles qui succèdent à une contusion même légère sur l'épigastre, les testicules, le larynx ; nous avons vu que la cause des syncopes qui surviennent au cours d'une thoracentèse, d'une ponction, est probablement, dans bien des cas, analogue. Le même mécanisme rend compte des syncopes qui peuvent accompagner une douleur trop vive, comme celle de certaines affections abdominales, ou les douleurs de l'accouchement.

PRONOSTIC. — La syncope est toujours grave, mais le pronostic varie beaucoup suivant la cause. Celles des cardiaques, surtout s'ils sont atteints de coronarite, sont des plus redoutables.

TRAITEMENT. — Il faut recommander aux malades qui y sont exposés d'éviter soigneusement les écarts de régime, les fatigues, les émotions, et même les immobiliser complètement, lorsque le danger devient imminent (myocardite aiguë, convalescents très anémiés, etc.).

On peut, en particulier, diminuer de beaucoup la fréquence des syncopes par inhibition; celle de la thoracentèse devient très rare lorsqu'on pratique cette petite opération avec lenteur et précaution; celle de l'anesthésie chloroformique sera souvent évitée, si on prend soin de commencer lentement l'anesthésie, afin de ne pas produire d'irritation trop forte de la muqueuse nasale. Une fois l'anesthésie obtenue, on évite la syncope tardive, en surveillant attentivement le pouls et surtout la respiration, prêt à suspendre l'administration du chloroforme à la moindre alerte.

En présence d'un malade en état syncopal, il faut le placer dans le décubitus dorsal, afin de diminuer autant que possible l'ischémie bulbaire et tâcher de ranimer le cœur et les muscles respirateurs.

La première indication sera remplie par l'emploi d'injections sous-cutanées d'éther et d'huile camphrée ;

La seconde, par la pratique de la respiration artificielle et des tractions rythmées de la langue, suivant la méthode de M. Laborde.

Dans tous les cas, on essaiera d'activer la circulation par des flagellations, des frictions de la face et des membres ; enfin, on évitera le refroidissement en enveloppant chaudement le malade. Il faut essayer de rappeler à la vie les malades, même lorsqu'ils sont depuis longtemps en état syncopal.

CHAPITRE VI

L'ASYSTOLIE

Définition. — Le mot asystolie a été créé par Beau; c'est un terme impropre, il vaudrait mieux dire *hyposystolie*.

C'est l'insuffisance cardiaque avec l'ensemble des accidents qu'elle détermine, par suite de la stase veineuse généralisée, qui en est la conséquence.

Symptômes. — 1° **Forme commune.**— *Signes fonctionnels.* — Le malade atteint d'asystolie présente un *faciès* caractéristique. Il est atteint d'*anasarque* énorme; tout le corps est œdématié, sauf la tête, où il n'existe qu'une simple bouffissure des traits.

L'*œdème* est, ordinairement, plus marqué aux membres inférieurs, qui sont énormes, « en poteau, » la peau est elle-même épaissie, infiltrée et plus rouge que normalement : l'œdème est *dur :* le doigt n'y marque qu'avec peine son empreinte; on ne peut, par la pression, y produire un *godet,* comme en cas d'œdème d'origine rénale.

La peau de l'abdomen est plus ou moins œdématiée, on trouve une ascite ordinairement médiocre; enfin, l'œdème des membres supérieurs est souvent peu marqué.

On remarque, en outre, un certain degré de *cya-*

nose, le plus souvent limitée à la face et aux extrémités des doigts et des orteils.

Enfin, le malade se plaint d'une *dyspnée* extrême; il reste immobile, assis sur son lit, les jambes pendantes, craignant de se coucher, et passant les nuits dans un fauteuil, car il n'y a pas seulement de la dyspnée, mais aussi de l'*orthopnée;* la dyspnée dégénère en asphyxie dès que le malade essaie de se coucher.

Aussi, les nuits sont-elles particulièrement pénibles : les malheureux patients les passent à lutter contre le sommeil, par crainte de la suffocation.

Tel est le malade. Sa face exprime l'angoisse; son œil brille d'un état inaccoutumé; sa parole est brève, pénible, entrecoupée.

En l'interrogeant, on s'aperçoit d'autres troubles fonctionnels, moins importants. Souvent, existe une diarrhée séreuse, plus ou moins abondante, un certain degré d'embarras gastrique : enfin, presque constamment l'intelligence est obnubilée. D'autres fois, au contraire, les malades sont tourmentés par des hallucinations, du délire ; les souffrances morales viennent alors remplacer, surtout chez les nerveux, les hystériques, les souffrances physiques, parfois légèrement atténuées pendant l'asystolie.

Signes physiques. — L'*examen du cœur* montre la faiblesse de ses contractions. A l'*inspection* et au *palper*, on voit que le choc énergique et bref de la pointe, à l'état normal, est remplacé par une ondulation large, molle, prolongée. La pointe est, en outre, déviée en bas et en dehors; la *percussion* montre que la matité cardiaque est agrandie dans tous les sens, parfois de plusieurs centimètres.

L'auscultation donne des résultats variables, suivant le degré plus ou moins marqué d'affaiblissement des bruits du cœur. Ordinairement, ils sont faibles, surtout le premier ; parfois même, l'affaiblissement est tel qu'on ne les entend qu'à peine : ils peuvent même faire complètement défaut, et être remplacés par un murmure doux et continu, le *murmure asystolique de Parrot.*

Les souffles, qui avaient pu être constatés avant l'apparition de l'asystolie, disparaissent fréquemment à cette période, en raison de la faiblesse extrême des contractions cardiaques

Le *pouls* est *petit, mou, dépressible,* avec une tendance marquée à l'*arythmie.* On constate, le plus souvent, une tachycardie légère, à 100-120 ; parfois, une tachycardie véritable, dépassant 160 à la minute.

La *pression artérielle* est abaissée de plusieurs centimètres de mercure, au sphygmomanomètre de Potain.

Les *urines* sont rares ; le *degré* de l'*oligurie* est des plus importants à apprécier : le bocal d'urines est, suivant l'expression de M. Fernet, le thermomètre du cœur.

La diminution ne porte que sur la *quantité* d'urines émises en 24 heures : les urines sont foncées, hautes en couleur, riches en urée et en urates, si bien que le taux des matériaux azotés est peu modifié, tant qu'il n'y a pas de lésions rénales.

L'albuminurie inconstante est, en général,

légère. Enfin le tableau clinique se complète par la constatation de signes *de stase veineuse, périphérique et viscérale.*

On constate l'existence du *pouls jugulaire vrai :* les jugulaires, fortement distendues et saillantes sous les téguments, sont animées de battements isochrones à la systole cardiaque : lorsqu'on les comprime en leur milieu, après les avoir vidées, par une pression de haut en bas, du sang qu'elles contenaient, on voit le bout inférieur se distendre progressivement, dès les systoles suivantes, le sang refluant de l'oreillette dans les veines, dont les valvules sont insuffisantes.

Souvent, on constate, bien avant le pouls jugulaire, l'existence de *battements hépatiques.* Le foie gros, dépassant le rebord costal de plusieurs centimètres, est animé de battements expansifs, isochrones à la systole cardiaque, et aisément perceptibles au palper.

Cette hépatomégalie est un des meilleurs signes de l'asystolie, le foie représentant, au point de vue fonctionnel, un véritable diverticule de l'oreillette droite, où le reflux du sang n'est empêché par aucun repli volontaire ; le degré de l'hépatomégalie est proportionnel à celui de l'insuffisance de la moitié droite du cœur.

Enfin le foie est *douloureux* au palper et à la percussion, surtout au niveau de son bord inférieur. Cette douleur est, parfois aussi, spontanée, consistant alors en une sensation de pesanteur, de *barre épigastrique.* Elle s'explique par la congestion intense de l'organe et son augmentation rapide de volume.

La *rate* est, d'ordinaire, grosse, douloureuse à la percussion.

Enfin l'auscultation des *poumons* permet de constater de nombreux râles humides, occupant les deux bases, surtout la gauche, sur une hauteur variable, le tiers ou la moitié inférieure du poumon.

2° Formes partielles. — Le tableau que nous venons de tracer est souvent incomplet ou dénaturé, parce que les troubles circulatoires atteignent particulièrement l'un des principaux viscères, affaibli par une tare antérieure.

a) Asystolie hépatique. — C'est la variété la plus commune chez l'enfant, le foie ressentant, directement, et le premier entre tous les organes, l'effet de la stase dans l'oreillette droite.

Chez l'adulte, l'asystolie hépatique ne vient, d'ordinaire qu'après les troubles pulmonaires ; elle peut représenter la première manifestation de l'asystolie, lorsque celle-ci est consécutive à une *dilatation des cavités droites,* c'est-à-dire lorsqu'elle survient au cours de l'insuffisance tricuspidienne organique, affection rare ; lorsque l'asystolie est d'origine réflexe ; enfin, surtout, en cas de symphyse du péricarde, à cause de la dilatation considérable du cœur droit, que cause cette affection.

L'asystolie hépatique s'observe encore lorsqu'après une première attaque d'asystolie le cœur droit demeure dilaté d'une façon permanente, alors que le cœur gauche retrouve assez d'énergie pour revenir sur lui-même.

Elle s'observe, de préférence, chez les malades dont une tare hépatique antérieure met le foie en état de moindre résistance ; c'est l'apanage des alcooliques, des sujets atteints d'une cirrhose quelconque ou bien de périhépatite.

Cliniquement, on peut en distinguer deux formes :

1° L'asystolie hépatique *récente, à poussées successives*, se traduit par une augmentation énorme et rapide du foie, que l'on trouve occupant, parfois, presque tout le ventre, descendant au-dessous de l'ombilic. Ce gros foie est, en même temps, douloureux et animé de battements.

L'hépatomégalie est, dans ce cas, surtout due à la stase sanguine, car, dès que le malade est soumis au traitement, et que son cœur recouvre un peu d'énergie, on voit le foie diminuer rapidement de volume. Il tend à revenir très vite à son état normal, mais les mêmes accidents se reproduisent à la moindre poussée nouvelle d'asystolie.

Cette première variété d'asystolie hépatique est souvent désignée sous le nom de *foie en accordéon*.

2° Au contraire, lorsque l'asystolie hépatique est *ancienne*, à marche *chronique*, on n'observe plus de semblables rémissions. Le foie est gros, moins, en général, que dans la variété précédente, mais son volume est fixe, difficilement et lentement modifiable par le traitement ; en outre, la sensibilité et les battements ont plus ou moins complètement disparu.

Mais, dans cette seconde variété, qui constitue le *foie cardiaque*, à proprement parler, l'organe est atteint de lésions profondes; aussi observe-t-on des signes indiquant, soit une entrave à la circulation porte, ballonnement du ventre, puis, *ascite*, parfois chyleuse, abondante et se reproduisant rapidement après la ponction, soit des signes d'insuffisance hépatique, c'est-à-dire des troubles digestifs, consistant surtout en diarrhée et en gonflement épigastrique, après les repas ; parfois, quelques vomissements et un *léger subictère*. Le plus souvent, cet ictère est peu marqué, appréciable surtout par l'analyse des urines, qui les montre rares, foncées, riches en sédiments surtout en phosphates, enfin, contenant de l'urobiline. Quelquefois, cependant, on observe un *ictère véritable*, le plus souvent dû à l'existence de quelque complication infectieuse. Les ictères infectieux survenant ainsi au cours de l'asystolie hépatique prennent, volontiers, l'allure de l'ictère grave.

En résumé, les signes du foie cardiaque sont ceux d'une cirrhose hypertrophique avec ascite et ictère. Mais, en même temps, existent au moins quelques signes de stase pulmonaire ; ils offrent une grande importance ; ce sont eux, dit M. Hanot, qui font écarter l'idée d'une cirrhose banale et font remonter au cœur.

b) Asystolie rénale. — Elle est fréquemment associée à la précédente, parce que le foie et le rein sont deux organes accouplés, en quelque sorte, si bien que les lésions de l'un retentissent fréquemment sur l'autre.

La forme rénale de l'asystolie est particulièrement fréquente chez les artério-scléreux.

Dans la forme commune de l'asystolie, les troubles rénaux se réduisaient à une simple concentration des urines, avec albuminurie légère ; mais sans modification qualitative importante, d'ailleurs ;

la perméabilité rénale est, d'ordinaire, normale,
comme on peut s'en assurer par l'épreuve du bleu
de méthylène ; l'oligurie est surtout due au défaut
de pression sanguine.

Dans la forme rénale de l'asystolie, l'urologie
est toute différente. On retrouve une diminution
de la quantité des urines, mais, ici, l'oligurie est
relative ; les malades atteints de néphrite chronique ne sont bien portants qu'à condition d'être
polyuriques ; en cas d'asystolie, ces malades émet-
tent, souvent, jusqu'à un litre et demi, et plus, en
24 heures ; cette quantité, normale en apparence,
représente, pour eux, une véritable oligurie, car la
quantité de l'urine n'est pas seule diminuée. En
effet, le taux des matériaux azotés baisse notablement, en cas de néphrite chronique ; en outre,
l'albuminurie est souvent considérable, et peut
dépasser 2 et 3 grammes par litre.

Aussi, dès que l'asystolie vient diminuer, même
légèrement, la quantité des urines, apparaissent
des accidents urémiques ; les malades sont pris de
céphalée, d'éblouissements, de vertiges ; ils ont des
épistaxis, des vomissements, de la diarrhée, des
crises de suffocation, et meurent autant par insuffisance rénale que par insuffisance cardiaque.

Enfin, dans quelques cas, apparaissent les signes
d'un *infarctus rénal*, c'est-à-dire une violente
douleur lombaire, et des hématuries considérables
avec oligurie soudaine.

c) *Asystolie pulmonaire*. — Elle peut revêtir
plusieurs aspects.

1° *Au cours des affections mitrales*, l'asystolie
est annoncée, tout d'abord, par l'apparition de

congestion d'abord transitoire, puis permanente, des poumons. Ces troubles circulatoires interviennent pour une large part dans la production de la dyspnée. En même temps, le malade est continuellement secoué de quintes de toux fatigante, avec expectoration abondante, spumeuse et blanchâtre ou muco-purulente. On trouve à l'auscultation des signes de congestion chronique des bases, submatité, râles sous-crépitants nombreux. Ces signes sont plus marqués et plus étendus à gauche.

2° *Dans les affections aortiques*, la dyspnée, avant d'être continue, survient par accès paroxystiques, surtout nocturnes, sous forme de *crises de pseudo-asthme cardiaque*, reconnaissant pour cause une poussée fluxionnaire, qui peut aller jusqu'à l'œdème aigu du poumon. Nous avons décrit à part cette complication fréquente des cardiopathies ; nous n'y insisterons pas davantage.

Même au cours des affections mitrales, la rétrostase chronique peut se compliquer, de temps en temps, d'accès de dyspnée paroxystique.

3° Enfin, au cours du *rétrécissement mitral* ou lors de *thrombose* cardiaque, on peut observer la production d'*infarctus pulmonaires*. Brusquement le malade est pris d'un point de côté intense, avec toux quinteuse, et dyspnée extrême ; puis il rend des crachats sanglants, noirs, c'est le *crachat hémoptoïque* de l'infarctus pulmonaire. Le sang est, le plus souvent, mêlé à l'expectoration abondante, spumeuse ou muco-purulente, que présentent les cardiaques atteints de rétrostase pulmonaire chronique, l'hémoptysie de l'infarctus est remarquable, non seulement par son aspect, mais surtout par son abondance et sa ténacité. Les malades rendent, tous les jours, plusieurs centaines de grammes de sang, pendant des semaines ou des mois entiers (Grisolle).

Les signes physiques de l'apoplexie pulmonaire, c'est-à-dire la plaque de matité entourée d'une couronne de râles sous-crépitants, manquent le plus souvent, masqués qu'ils sont par les signes de congestion pulmonaire.

L'infarctus pulmonaire représense un accident des plus graves, hâtant l'apparition de la grande asystolie, ou l'aggravant si elle existait déjà, en outre de l'obstacle considérable que sa présence apporte à la circulation pulmonaire. De plus, l'infarctus aboutit souvent à la suppuration, complication nouvelle qui vient encore assombrir davantage le pronostic.

d) Asystolie nerveuse. — Elle s'observe de préférence chez les intellectuels ou les artério-scléreux, que l'intoxication résultant de l'insufisance hépatique ou rénale prédispose à l'éclosion d'accidents nerveux. On peut en décrire deux grandes variétés :

1° La *forme délirante*, caractérisée par des hallucinations visuelles et auditives, des cauchemars avec insomnie et agitation, qui peut devenir furieuse. C'est la *folie cardiaque* de M. Bouillaud.

Le délire survient par accès, séparés par des phases de rémission : bientôt, le malade tombe dans un état de torpeur qui aboutit vite au coma.

Le délire peut être augmenté par l'usage intempestif de la digitale, qui amène très rapidement des phénomènes d'intoxication, en raison de l'insuffisance rénale, qui intervient, pour une large part, dans la genèse des troubles psychiques.

Le délire est d'un pronostic particulièrement grave : l'insuccès complet de toutes les médications témoigne, dit M. Huchard, de l'incurabilité des lésions cérébrales et rénales.

2° La *forme paralytique* se caractérise par l'apparition de paralysies diverses, atteignant divers groupes musculaires de la face, du tronc ou des membres. En même temps, on peut observer de l'aphasie. Ces paralysies sont absolument semblables à celles de l'urémie, et reconnaissent vraisemblablement, comme celles-ci, une origine toxique. Elles doivent jouer un rôle considérable dans la production du coma.

De ces troubles paralytiques, on doit rapprocher la *respiration de Cheyne-Stokes*, qu'on observe parfois pendant la période terminale de l'asystolie.

Outre ces deux grandes variétés d'accidents nerveux, signalons la possibilité d'*embolies cérébrales*, au cours de l'asystolie.

Les quatre formes que nous venons de décrire sont les plus fréquentes et les mieux caractérisées, mais on en a décrit d'autres. C'est ainsi qu'on a distingué, comme une forme *cardio-artérielle*, l'asystolie des vieux artério-scléreux ; elle évolue sans œdèmes, sans grandes manifestations viscérales ; le diagnostic se fait par la constatation des signes cardiaques de l'asystolie, coïncidant avec des crises de dypnée intense, et une oligurie relative.

On observe parfois, au cours de l'asystolie, des métrorrhagies considérables : principalement, au cours du rétrécissement mitral, lorsque la lésion a cessé d'être compensée, ou bien chez les femmes âgées artério-scléreuses.

DIAGNOSTIC. — 1º *Reconnaître l'asystolie* est, en général, chose facile. Le diagnostic s'impose dans la forme commune. Il peut être plus délicat, lorsqu'on se trouve en présence d'asystolies à prédominance rénale ou hépatique. Dans le premier cas, on pensera parfois à l'urémie : on se trouve en face de brightiques, se plaignant de dyspnée, et présentant un gros œdème des membres inférieurs; celui-ci est, il est vrai, blanc et mou ; le doigt y imprime facilement son empreinte, la dyspnée est surtout toxique, *sine materia*, mais dans bien des cas on trouve de la submatité et des râles sous-crépitants aux bases, surtout lorsqu'une infection bronchique ou pulmonaire vient ajouter ses effets à ceux de l'insuffisance rénale. De même, il est permis d'hésiter en face de certains foies cardiaques, énormes, avec ascite, œdèmes des membres inférieurs et subictère. Dans tous les cas embarrassants, le diagnostic se fait par l'examen du cœur, que l'on trouve dilaté, battant faiblement, en même temps que la pression artérielle est abaissée de plusieurs centimètres de mercure.

2º *Reconnaître la cause de l'asystolie* est, dans certains cas, beaucoup moins aisé; c'est là pourtant un point des plus importants, car le pronostic et le traitement dépendent en majeure partie de la cause des accidents.

Pratiquement l'asystolie est *aiguë* ou *chroni-*

que; chacune de ces deux catégories renferme de nombreuses variétés étiologiques, dont nous allons indiquer les principales.

a) Asystolie aiguë. — Survenant au cours ou pendant la convalescence d'une *maladie infectieuse*, l'asystolie aiguë reconnaît pour cause ordinaire une localisation des germes pathogènes ou de leurs toxines sur le cœur; il s'agit, exceptionnellement, d'une endocardite aiguë, généralement d'une péricardite ou d'une myocardite aiguë.

Seule, la péricardite avec épanchement est susceptible de produire, à elle seule, l'asystolie, par la gêne mécanique du cœur qu'elle détermine; la péricardite sèche n'agit que par la myocardite, qui l'accompagne fréquemment.

La grande cause des asystolies qui surviennent au cours des maladies infectieuses aiguës est donc la *myocardite*, que l'affaiblissement des bruits du cœur avec leur accélération et l'arythmie permettra de constater avant l'apparition de l'asystolie. Celle-ci devient imminente, lorsqu'on constate la dilatation rapide du cœur, et, en particulier, de ses cavités droites.

Beaucoup plus rarement, l'asystolie aiguë des maladies infectieuses relève d'une *aortite aiguë*, qu'il est facile de reconnaître; l'attention est attirée par des douleurs précordiales intenses : la percussion montre la dilatation de la crosse aortique, et son allongement entraînant la surélévation des sous-clavières, aisément constatable à la vue et au palper.

Enfin, les affections pulmonaires aiguës contribuent, souvent, par l'obstacle qu'elles apportent à

la petite circulation, à hâter l'apparition de l'asystolie, qu'elles peuvent même, quelquefois, produire à elles seules, en fatiguant le cœur droit.
M. Merklen a, en particulier, montré l'importance
que peuvent prendre les épanchements pleuraux,
survenant au cours de l'asystolie; celle-ci, irréductible tant que l'épanchement persiste, s'améliore
parfois très rapidement, après la thoracentèse.

L'asystolie aiguë s'observe parfois en dehors de
toute maladie infectieuse. Quelquefois, elle est
consécutive au *cœur forcé;* le plus souvent elle est
d'origine nerveuse.

Il s'agit alors, comme l'ont montré MM. Potain
et Fr. Franck, d'une asystolie d'*origine réflexe*,
due à un trouble vaso-moteur du poumon, provo-
qué par quelque irritation viscérale, souvent très
légère.

D'ordinaire, le point de départ de ces asystolies
réflexes est une irritation légère de la muqueuse
des voies digestives, surtout de l'estomac. M. Potain
a pu constater, directement, par la radioscopie,
une dilatation aiguë des cavités droites, survenue,
chez une névropathe, après l'ingestion d'une
feuille de salade. On a cité des cas où l'asystolie était due à la présence de parasites intestinaux.

Plus rarement, le réflexe a son point de départ
dans quelqu'autre organe : on l'observe au cours
de la lithiase rénale ou hépatique, au cours des
affections douloureuses des organes génitaux de la
femme, surtout en cas de salpingite.

Parfois, l'asystolie peut apparaître brusquement
pendant les derniers mois de la *grossesse*, mais

seulement lorsque le cœur était déjà atteint d'une lésion chronique, de rétrécissement mitral principalement.

Enfin, l'asystolie aiguë peut survenir au cours des névroses, telles que l'hystérie, ou bien du goître exophtalmique. Elle est même, parfois, la conséquence de la *tachycardie paroxystique essentielle*. De semblables asystolies sont évidemment d'origine nerveuse, mais leur cause immédiate est actuellement encore mal déterminée.

b) Asystolie chronique. — Elles sont infiniment plus fréquentes que les asystolies aiguës. Le plus souvent, l'asystolie chronique est due à une lésion chronique du cœur; d'autres fois, la cause première est une affection chronique établissant un obstacle à la circulation dans les petits vaisseaux en général, ou bien au niveau de l'un des principaux viscères.

Le diagnostic est facile, lorsque l'asystolie relève d'une *endocardite chronique*. D'ordinaire le malade présente le facies mitral, se plaint déjà depuis un certain temps de dyspnée, qui, d'abord provoquée uniquement par l'effort, était ensuite devenue permanente. Depuis longtemps ses jambes enflaient le soir après une fatigue. On constate les signes de la grande asystolie, avec une oreillette gauche énorme, et une stase pulmonaire considérable.

D'autresfois, il s'agit d'un aortique, qui, depuis longtemps, présentait des troubles dyspeptiques, des palpitations, des crises de pseudo-asthme nocturne, ou bien souffrait de quelque manifestation de l'artério-sclérose.

L'asystolie se produit à l'occasion d'une fatigue plus grande ou d'une maladie intercurrente, augmentant brusquement le travail du cœur ; il est plus rare qu'elle représente la terminaison naturelle de la maladie.

Le diagnostic étiologique se fait grâce à la constatation des signes d'une aortite chronique, lorsqu'on se trouve en présence de la maladie de Hogdson. C'est principalement dans ce cas que l'asystolie revêt la forme cardio-artérielle, sans signes viscéraux bien marqués.

Les difficultés sont parfois plus grandes en cas d'insuffisance aortique par endocardite. En l'absence de commémoratifs, il est bien difficile, pendant la période asystolique, de reconnaître l'endocardite aortique, dont le souffle peut disparaître alors complètement. La pâleur du malade, la prédominance de la dyspnée et l'augmentation, surtout verticale, de la matité cardiaque permettront de simples présomptions, qui deviendront certitude lorsque l'asystolie sera un peu améliorée et que le souffle aura reparu.

A côté de ces cas simples, il en est d'autres, où le clinicien se trouve souvent fort embarrassé pour reconnaître la véritable cause de l'asystolie.

La *symphyse du péricarde* peut être quelquefois la seule cause d'asystolie. On ne fera guère le diagnostic que par élimination des autres causes, lorsqu'on se trouvera en présence de crises d'asystolie à répétition incessante. On pourra supposer l'origine tuberculeuse de la symphyse, lorsque les crises sont subintrantes, presque d'emblée irréductibles, et si le sujet n'a jamais eu de rhumatisme et présente, au contraire, des antécédents ou des signes de tuberculose.

Les *lésions chroniques du myocarde* finissent par aboutir à l'asystolie, mais il est bien difficile de déterminer leur part exacte dans la production des accidents, lorsqu'il n'existe pas de lésion valvulaire concomitante. En effet, dans ces cas, tous les organes sont malades en même temps que le cœur. On trouve de l'emphysème pulmonaire, des signes d'insuffisance hépatique et rénale, si bien qu'on ne sait lequel il faut incriminer, du cœur, du foie, des reins ou des poumons. Le problème est souvent presque insoluble; cependant, on peut arriver, dans nombre de cas, à reconstituer, dans une certaine mesure, la filiation des accidents.

Par exemple, lorsque l'interrogatoire apprend que le malade a présenté autrefois des crises d'asthme, puis qu'il est devenu emphysémateux, pour aboutir ensuite, au bout d'un certain temps, à l'asystolie que l'on constate, on est bien tenté d'invoquer comme cause des accidents la dilatation des cavités droites, consécutive à l'obstacle que les lésions pulmonaires ont apporté à la circulation thoracique. Mais s'il en est parfois réellement ainsi, le mécanisme est ordinairement plus complexe; on n'a le droit d'attribuer à l'asystolie cette origine que si l'examen des urines décèle l'intégrité du foie et des reins, et si, d'autre part, l'arythmie n'est pas trop considérable, une fois la crise d'asystolie terminée.

Au cours des *cirrhoses* du foie et des *néphrites chroniques*, la difficulté est encore plus considérable. On a, parfois, bien de la peine à distinguer l'asystolie de l'urémie ou des accidents que peut causer l'insuffisance hépatique ; lorsqu'il s'agit de démêler la genèse de la maladie, il faut bien souvent se contenter de simples suppositions ; l'interrogatoire peut, en montrant l'ordre de succession des accidents, être très utile; l'examen attentif du malade montrera parfois la prédominance de l'élément toxique ou des troubles circulatoires; enfin l'analyse des urines permettra d'apprécier approximativement l'état du foie et des reins.

Parfois l'urine contient une trop grande quantité de pigments biliaires, et ceux-ci sont trop différents des pigments normaux, pour que leur présence puisse être attribuées implement à la stase hépatique sans lésions du foie; ou bien, le taux des matériaux azotés est tellement abaissé, la toxicité urinaire est si faible que l'existence d'une lésion rénale est évidente; l'épreuve du bleu de méthylène donne quelques renseignements sur l'état de la perméabilité du rein, mais la question est trop peu avancée et les résultats trop difficiles à interpréter dans bien des cas pour que nous y insistions davantage.

Marche et pronostic. — L'évolution dépend essentiellement de la cause de l'asystolie, de l'état du cœur et de l'état des organes.

1° *Cause.* — Parmi les asystolies aiguës, celles dues à une myocardite aiguë ou au cœur forcé sont très graves; la dernière représente même la plus grave de toutes les asystolies, mais ces causes sont bien rares. Au contraire, le plus souvent l'asystolie aiguë est de cause nerveuse, c'est-à-dire bénigne et tout à fait transitoire.

Les asystolies chroniques sont autrement redoutables. Elles sont dues à une lésion chronique, qui ne tend qu'à progresser et contre laquelle le traitement ne peut rien, sinon retarder ses effets.

Aussi l'asystolie chronique se termine-t-elle toujours et fatalement par la mort, mais avec une rapidité plus ou moins grande.

Au cours des lésions valvulaires chroniques, l'asystolie est loin de présenter toujours la même allure. Celle des affections mitrales est une asystolie à poussées successives, mais qui demeure pendant longtemps réductible; au contraire, celle de l'insuffisance aortique est bien plus grave, quoiqu'elle ne survienne que plus tardivement, parce qu'elle ne se produit que si le ventricule gauche commence à faiblir; elle deviendra donc plus rapidement irréductible.

En parlant des péricardites chroniques, nous avons déjà insisté sur la gravité de l'asystolie, qui en est la terminaison habituelle; nous avons dit que les malades deviennent rapidement des infirmes, condamnés à perpétuité au lait et au lit. Nous avons dit également que la péricardite tuberculeuse est particulièrement grave, car l'asystolie qu'elle détermine est d'apparition précoce, et, presque d'emblée irréductible.

Enfin l'asystolie des myocardites chroniques ou celle produite par une lésion viscérale chronique permet une survie plus ou moins longue, suivant l'état des lésions du cœur et des organes.

2° *État du cœur*. — Il peut modifier de beaucoup la gravité des diverses asystolies. Une cause capable de déterminer à elle seule de l'asystolie même si le cœur est sain, deviendra bien plus grave, si le myocarde est déjà touché. Voilà pourquoi il est nécessaire d'imposer à tous les cardiaques une hygiène sévère et de surveiller chez eux tous les organes.

Le pronostic est particulièrement grave, lorsque l'asystolie est devenue *irréductible*, ne cédant ni aux repos, ni aux toniques du cœur. Le myocarde est alors épuisé et ne peut soutenir la lutte plus longtemps.

3° *État des viscères.* — Il est, surtout dans l'asystolie chronique, au moins aussi important que celui du cœur. Tous les organes sont malades; bien souvent, on trouve, à l'autopsie de sujets morts d'asystolie, un myocarde d'apparence normale ou à peu près et qui aurait peut-être pu fonctionner encore régulièrement, si la résistance périphérique avait été moins considérable. On peut dire, avec Peter, que, dans l'asystolie chronique, quand bien même on rendrait au malade un cœur sain, les accidents n'en seraient pas atténués pour cela, le malade meurt, autant et parfois plus, par son foie, par son poumon ou par son rein, que par ses lésions cardiaques.

ANATOMIE PATHOLOGIQUE. — Les lésions peuvent se résumer en deux mots : dilatation du cœur, stase sanguine dans tous les viscères y compris le cœur.

1° *Cœur.* — Il présente d'ordinaire l'aspect suivant : il est énorme, mou, flasque, s'étalant comme un chiffon sur la table d'autopsie. Le myocarde présente une couleur terne, feuille morte, à cause des lésions de myocardite chronique, qu'il présente, et que l'on constate souvent au microscope. Toutefois, cet aspect n'a absolument rien de caractéristique; en cas de sclérose intense du myocarde, le cœur peut être globuleux, dur; ses parois ne s'affaissent pas et sont très épaissies, de sorte que l'hypertrophie est plus marquée que la dilatation.

A la coupe, on trouve ses cavités très agrandies. L'augmentation porte surtout sur les cavités droites, dont la dilatation représente la lésion la plus caractéristique de l'asystolie, le volume des cavités gauches pouvant demeurer à peu près normal. Elles sont remplies de caillots cruoriques ou fibrineux, qui témoignent de la stase sanguine.

Les grosses veines sont très dilatées, principalement la veine cave inférieure, qui peut devenir énorme.

Cette dilatation s'étend aux veines du cœur; M. Lancereaux considère comme une lésion appartenant à l'asystolie, la dilatation de la grande veine coronaire, avec insuffisance de sa valvule. Cette distension est très marquée et se poursuit jusque sur les veinules, comme on peut s'en assurer au microscope. Elle est telle que, souvent, le cœur présente une coloration foncée, violacée, cyanique.

En outre, on trouve les diverses lésions de l'endocarde, du myocarde ou du péricarde, qui ont pu produire l'asystolie; signalons l'insuffisance tricuspidienne par dilatation du cœur droit; c'est la conséquence *sine quâ non* de l'asystolie; elle résulte, moins de la dilatation de l'orifice auriculo-ventriculaire lui-même que de l'écartement des points d'insertion de ses piliers (Potain et Rendu).

2º *Organes*.—Ils sont tous atteints, à des degrés divers, de congestion chronique et de sclérose, provoquées par la stase sanguine.

Les *poumons* présentent un aspect foncé, ils sont d'un rouge presque noir, piqueté, en certains points, de foyers hémorragiques formant des taches noires, irrégulières, occupant surtout les bases, et de volume variant depuis celui d'une tête d'épingle jusqu'à celui des plus gros infarctus. A la coupe, on constate que les lésions sont plus marquées au niveau du lobe inférieur des poumons. Au voisinage des bords, on trouve des portions plus ou moins étendues, au niveau desquelles le parenchyme pulmonaire est de couleur uniforme, d'un rouge tirant sur le noir; on ne trouve plus trace d'alvéoles; c'est la carnification du poumon, la *pneumonie brune des cardiaques*.

En cet état, le tissu pulmonaire ne crépite plus sous le doigt, et ne surnage plus sur l'eau.

Histologiquement, on constate une dilatation énorme des veines, qui sont parfois décuplées de volume. Les travées interalvéolaires sont atteintes de lésions inflammatoires chroniques, congestion, diapédèse, infiltration du tissu par de nombreux globules blancs et rouges, ou sclérose plus ou moins avancée. L'épithélium alvéolaire a perdu sa forme aplatie : les cellules présentent une active prolifération, et contribuent à combler la lumière des alvéoles avec les éléments sortis des vaisseaux ; les cellules épithéliales sont polymorphes, et se chargent, comme les leucocytes, du pigment abandonné par les globules rouges ; elles se présentent sous l'aspect de grandes cellules brunes, pigmentées, aisées à retrouver dans les crachats, et qui caractérisent la pneumonie brune.

Dans tout le reste de son étendue, le poumon présente, à un moindre degré, les mêmes lésions ; on remarque surtout, une congestion très intense, avec dilatation énorme des veinules, qui font saillie à l'intérieur des alvéoles, et dont les parois sont, ainsi que celles des artérioles, atteintes de lésions inflammatoires chroniques.

Le *foie* est très rapidement altéré, à cause de la disposition des veines sus-hépatiques, qui, avalvulaires et s'ouvrant largement dans la veine cave inférieure, représentent en véritable diverticule de l'oreillette droite. On le trouve énorme, son poids peut dépasser 2 kilos et demi ; sa couleur est presque noire, en raison de la quantité énorme de sang qu'il renferme ; en effet, à la coupe, on voit s'écouler une grande quantité de sang noir, très épais ; le foie revient alors sur lui-même, diminue notablement de volume, et semble de coloration bien moins foncée.

A la coupe, on voit une série de petites taches ovalaires ou arrondies, grosses comme la tête d'une épingle ; ces taches, tranchant vivement sur le fond jaunâtre de l'organe, lui donnent un aspect caractéristique connu sous le nom de *foie muscade*. D'autres fois, on trouve, au contraire, des traînées rougeâtres dessinant plus ou moins nettement le contour des lobules hépatiques.

Au microscope, on constate que les parties les plus foncées correspondent aux veines, très dilatées et remplies de sang. D'ordinaire, ces lésions présentent leur maximum autour des veines sus-hépatiques, formant les petites taches rondes caractéristiques du foie muscade.

Souvent, les travées capillaires, qui réunissent les veinules sus-hépatiques aux veinules porto périlobulaires, sont tellement dilatées que le lobule hépatique semble inverti, son centre paraît siéger au niveau des veines portes des espaces de Kiernan.

Ces lésions vasculaires s'accompagnent, à la longue, de sclérose, d'où l'adjonction de cirrhose tantôt sus-hépatique, c'est-à-dire à flôts irréguliers de tissu sclérosé ; tantôt porto-biliaire, c'est-à-dire à bandes de tissu scléreux, réunissant des espaces portes aux veines sus-hépatiques, et dessinant, mieux encore que les vaisseaux, le lobule inverti de Sabourin. Cette cirrhose est d'ailleurs souvent antérieure à l'asystolie et rend compte de la prédominance hépatique des troubles circulatoires.

La cirrhose peut amener l'atrophie, plus ou moins marquée, de l'organe et s'accompagner d'ascite, de périhépatite. Enfin, les cellules hépatiques sont étouffées, atrophiées par le fait de la cirrhose, et de la distension veineuse. Leurs travées sont disloquées, les cellules sont atrophiées. Enfin, leur protoplasma peut présenter des lésions dégénératives diverses, causées soit par la tare hépatique antérieure, soit par quelqu'infection surajoutée à l'asystolie.

Les *reins* sont gros, rouges, de teinte presque

cyanique. A leur surface, on voit se dessiner les étoiles de Verheyen, gorgées de sang. A la coupe, s'écoule une notable quantité de sang ; on constate une congestion intense du tissu rénal, tandis que le tissu conjonctif des colonnes de Bertin a conservé sa coloration blanchâtre, ou même est atteint de sclérose plus ou moins intense.

Au microscope, les lésions sont les mêmes que celle du foie cardiaque ; on trouve une dilatation veineuse énorme, avec épaississement inflammatoire des parois vasculaires, congestion et diapédèse des plus intenses. Puis, apparaissent des traînées de sclérose, qui est parfois assez intense, pour amener l'atrophie du rein, lequel prend alors une forme irrégulière, bosselée, mais conserve néanmoins son aspect cyanique.

Les cellules rénales sont simplement comprimées ; cependant on trouve quelques lésions dégénératives des cellules des *tubuli contorti*.

On retrouve les mêmes lésions dans les autres viscères : la rate, les différentes parties du tube digestif, le cerveau, etc., sont également atteints de congestion chronique, avec épaississement des vaisseaux, et lésions scléreuses interstitielles. On a signalé, au niveau des centres nerveux, l'apparition d'un œdème dur, interstitiel et sous-arachnoïdien.

TRAITEMENT. — Il doit, ainsi que l'a indiqué M. Huchard, remplir deux grandes indications : diminuer le travail du cœur, puis le fortifier, autant que possible.

Dans tous les cas, il faut donc, tout d'abord, prescrire le repos au lit, et le régime lacté le plus absolu. Mais les indications thérapeutiques variant suivant la nature de l'asystolie, nous allons indiquer les principaux cas.

a) Asystolie aiguë. — Il faut tonifier, énergiquement, le myocarde.

On prescrira la *digitaline* à doses élevées : 5o gouttes de digitaline Petit, ou un milligramme de digitaline cristallisée.

En même temps, on pourra faire une ou plusieurs injections sous-cutanées de caféine, à dose de vingt centigrammes; on peut les répéter, dès qu'on sent le cœur faiblir.

L'asystolie aiguë étant liée, le plus souvent, à une congestion pulmonaire intense, une saignée de 3 ou 4oo grammes amène, parfois, un soulagement immédiat.

L'important est d'amener la fin de la crise d'asystolie en quelques jours au maximum.

b) Asystolie chronique. — Dans sa forme commune, il faut adjoindre, au repos et au lait, une médication ayant pour résultat de tonifier le cœur et de produire une déplétion périphérique.

La première indication est remplie par l'emploi de la *digitale*. Il ne faut pas la prescrire, d'emblée, à doses massives, qui, souvent, épuiseraient inutilement l'énergie du myocarde, déjà affaibli, et, d'autre part, peuvent être dangereuses. M. Potain a, en effet, démontré qu'on risque, ainsi, en faisant brusquement revenir le cœur droit sur lui-même, de fermer la soupape de sûreté représentée par l'insuffisance fonctionnelle de la tricuspide, ce qui augmente brusquement la tension dans la petite circulation, d'où, parfois, l'apparition de suffocation brusque , et même d'hémoptysies.

De plus, il est préférable de ne pas employer les préparations contenant la digitale elle-même ; la poudre de feuilles contient une quantité extrêmement variable du principe actif; les infusions, et surtout les macérations, sont encore plus infidèles; il vaut mieux s'adresser à la digitaline, en ayant soin de choisir une digitaline bien dosée, dont les effets soient, autant que possible, comparables à eux-mêmes. On prescrira donc, soit la digitaline Nativelle, à doses de un demi-milligramme, par jour, soit la digitaline Petit, dont on fait prendre cinquante gouttes, en trois jours : vingt les deux premiers (à prendre en plusieurs fois, dans la journée), et dix, seulement, le troisième jour.

La digitale a pour effet de relever l'énergie du cœur, et d'agir sur les vaisseaux périphériques : la pression artérielle remonte, la stase viscérale diminue; la déplétion est assurée, surtout, par l'apparition d'une crise de polyurie.

Mais, dans certains cas, le myocarde épuisé ne réagit plus à l'action de la digitale; on peut alors essayer la caféine, l'éther, l'huile camphrée en injections sous-cutanées.

On peut aussi employer le strophantus en teinture alcoolique, à dose de 5 à 6 gouttes par jour, ou la spartéine, à dose de 15 à 20 gouttes par jour.

Souvent aussi la digitale est impuissante à assurer à elle seule la déplétion périphérique, surtout dans les formes partielles de l'asystolie. On doit alors tâcher de diminuer le barrage périphérique lui-même, plutôt que d'agir sur le cœur.

La *stase pulmonaire* sera d'abord combattue à l'aide de moyens mécaniques, c'est-à-dire par la révulsion cutanée sous forme de ventouses nombreuses, et fréquemment répétées, ou de badigeonnages de teinture d'iode. — Les inhalations d'oxygène sont souvent très utiles. Si ces moyens ne suffisent pas, on peut calmer la dyspnée par l'emploi de narcotiques, tels que le chloral, ou même la morphine. Les injections sous-cutanées de caféïne sont parfois utiles contre les accès de suffocation.

La *stase rénale* cède souvent à l'emploi de la digitaline à faibles doses, qui agissent sur les petits vaisseaux, plutôt que sur le cœur lui-même. Lorsque la digitale est insuffisante, il faut s'adresser aux diurétiques. La théobromine donne parfois des résultats merveilleux, mais c'est un médicament dangereux, à cause de son insolubilité ; il peut s'accumuler et produire des accidents toxiques. Ceux-ci sont à peu près sûrement évités en restant en deçà de trois grammes par jour : on prescrit 1 gr. 50 à 2 gr. par jour, pendant plusieurs jours, jusqu'à ce que la diurèse soit suffisante.

On combinera utilement les laxatifs et les diurétiques ; nous recommandons spécialement l'emploi des pilules de M. Lancereaux. On prescrit :

> Poudre de scille,.....
>   — digitale,......... } àà cinq centigr.
>   — scammonée .....

Faire prendre de quatre à six pilules par jour. Cette médication peut être continuée pendant plusieurs jours, puis on réduit progressivement le nombre des pilules. On constate d'ordinaire, au bout d'un jour ou deux, l'apparition d'une diarrhée parfois considérable : en même temps, le taux des urines monte; quelquefois, cependant, la polyurie est retardée de quelques jours, et peut n'apparaître qu'après la cessation de la médication.

La *stase hépatique* sera, en général, améliorée par les médicaments que nous avons énumérés en parlant de la stase rénale. On peut y joindre l'application, sur la région hépatique, de ventouses scarifiées, ou l'emploi du calomel à petites doses.

Les *troubles psychiques* seront combattus par le chloral et ses dérivés, sulfonal et trional, plutôt que par la morphine, qui augmente plutôt le délire.

Enfin, les *exsudats périphériques* doivent parfois être évacués mécaniquement. Lorsque l'œdème des membres inférieurs est énorme, rendant irréductible l'asystolie, on l'évacue à l'aide de mouchetures, ou par l'ignipuncture : on enfonce la pointe du thermocautère à une profondeur de plusieurs centimètres, dans l'épaisseur des tissus œdématiés : il suffit, en général, d'une seule ouverture à chaque jambe : les jours suivants, on voit s'écouler des litres de sérosité, dont l'évacuation amène un soulagement parfois notable.

De même, il faut évacuer certains épanchements pleuraux, dont la disparition est parfois suivie d'une rapide amélioration (Merklen).

TABLE DES MATIÈRES

TABLE ALPHABÉTIQUE

Poitiers. — Imprimerie Blais et Roy, 7, rue Victor-Hugo, 7.

Manuel du Doctorat en Médecine

Par le Professeur **Paul LEFERT**

Collection nouvelle de 24 volumes in-18, cartonnés.

Prix de chaque volume : 3 fr.

1er *Examen.*

Aide-mémoire d'anatomie à l'amphithéâtre (dissection et technique microscopiques, arthrologie, myologie, angéiologie, névrologie, découvertes anatomiques). 4e *édition*, 1897. 1 vol. in-18, 304 p. cart...... **3 fr.**

Aide-mémoire d'Anatomie et d'embryologie. 4e *édition*, 1897, 1 vol. in-18, 276 pages, cart........... **3 fr.**

2e *Examen.*

Aide-mémoire d'histologie. 1897. 1 vol. in-18, 314 p., avec 64 fig., cart...................... **3 fr.**

Aide-mémoire de physiologie. 4e *édition*, 1896. 1 vol., in-18, cart........................ **3 fr.**

Aide-mémoire de physique médicale et biologique. 1894. 1 vol. in-18, 278 p., cart.................. **3 fr.**

Aide-mémoire de chimie médicale. 1893. 1 vol. in-18, 288 p., cart...................... **3 fr.**

3e *Examen.*

Aide-mémoire de pathologie générale et de bactériologie. 1892. 1 vol. in-18, 288 p., cart......... **3 fr.**

Aide-mémoire de pathologie interne, 6e *édition*, 1899. 3 vol. in-18, 900 p., cart. Chaque volume..... **3 fr.**

Aide-mémoire de pathologie externe générale. 2e *édition*, 1898. 1 vol. in-18, 308 p., cart......... **3 fr.**

Aide-mémoire de chirurgie des régions. I. *Tête, Rachis, Cou, Poitrine, Abdomen.* 1898. 1 vol. in-18, 209 p., cart...................... **3 fr.**

II. *Organes génito-urinaires et Membres.* 1898. 1 vol. in-18, 286 p., cart...................... **3 fr.**

Aide-mémoire de médecine opératoire. 1893. 1 vol. in-18, 300 p., cart................... **3 fr.**

Aide-mémoire d'anatomie topographique. 1894. 1 vol. in-18, 298 p., cart.................. **3 fr.**

Aide-mémoire d'anatomie pathologique, d'histologie pathologique et de technique des autopsies. 3e *édition*, 1898. 1 vol. in-18, 284 p., cart............... **3 fr.**

Aide-mémoire d'accouchements. 2e *édition*, 1894. 1 vol. in-18, 286 p., cart..................... **3 fr.**

LIBRAIRIE J.-B. BAILLIÈRE ET FILS

Manuel du Doctorat en Médecine

4e Examen.

Aide-mémoire de thérapeutique. 1896, 1 vol. in-18,
318 p., cart.................................... **3 fr.**
Aide-mémoire de pharmacologie et de matière médicale. 1894. 1 vol. in-18, 288 p., cart.......... **3 fr.**
Aide-mémoire d'histoire naturelle médicale. 1894, 1 vol.
in-18, 288 p., cart............................ **3 fr.**
Aide-mémoire d'hygiène, *4e édition*, 1897. 1 vol. in-18,
cart... **3 fr.**
Aide-mémoire de médecine légale. *4e édition*, 1897, 1 v.
in-18, cart.................................... **3 fr.**

5e Examen.

Aide-mémoire de clinique médicale et de diagnostic.
1892. 1 vol. in-18, 314 p., cart............... **3 fr.**
Aide-mémoire de clinique chirurgicale et de diagnostic.
2e édition, 1901, 1 vol. in-8, 312 p., cart...... **3 fr.**

Externat des hôpitaux.

Aide-mémoire de médecine hospitalière, *anatomie, pathologie, petite chirurgie* 1894, 1 vol. in-18, cart. **3 fr.**

Examen de médecin auxiliaire.

Aide-mémoire de l'examen de médecin auxiliaire, programme, commentaire des lois, décrets et règlements,
questionnaire, 1896. 1 vol. in-18, 250 p., cart.. **3 fr.**

Nouvelle Collection Médicale

Par le Professeur **Paul LEFERT**

Collection nouvelle de 8 vol. in-18, cartonnés

Aide-mémoire de dermatologie et de syphiligraphie.
1893, 1 vol. in-18 de 300 p., cart............. **3 fr.**
Aide-mémoire de neurologie. 1900, 1 vol. in-18 de 300 p.
cart... **3 fr.**
Aide-mémoire de gynécologie. 1900, 1 vol. in-18 de 300
p., cart....................................... **3 fr.**
Aide-mémoire des maladies de l'estomac. 1901, 1 vol.
in-18 de 300 p., cart.......................... **3 fr.**
Aide-mémoire des maladies du cœur. 1901. 1 vol. in-18, de 300 p., cart.......................... **3 fr.**
Aide-mémoire de médecine infantile, 1 vol. in-18 de 300
p., cart....................................... **3 fr.**
Aide-mémoire de chirurgie infantile, 1 vol. in-18, de
300 p., cart................................... **3 fr.**
Lexique formulaire des nouveautés médicales, 1 vol.
in-18, cart.................................... **3 fr.**

ENVOI FRANCO CONTRE UN MANDAT SUR LA POSTE.

Tableaux Synoptiques (*Collection VILLEROY*)

Tableaux synoptiques de **Pathologie interne**, par le Dr VILLEROY. 1 vol. gr. in-8 de 200 pages, cartonné (2e édition, 1899)... **5 fr.**
Tableaux synoptiques de **Pathologie externe**, par le Dr VILLEROY. 1 vol. gr. in-8 de 200 p., c. (2e éd. 1899). **5 fr.**
Tableaux synoptiques de **Thérapeutique**, par le Dr DURAND. 1 vol. gr. in-8 de 200 pages, cart........ **5 fr.**
Tableaux synoptiques de **Diagnostic**, par le Dr COUTANCE. 1 vol. gr. in-8 de 200 pages, cart.......... **5 fr.**
Tableaux synoptiques de **Pathologie générale**, par le Dr COUTANCE. 1 vol. gr. in-8 de 200 pages, cart. **5 fr.**
Tableaux synoptiques d'**Hygiène**, par le Dr REILLE. 1 vol. gr. in-8, 200 pages, cart................. **5 fr.**
Tableaux synoptiques de **Symptomatologie**, par le Dr GAUTIER. 1 vol. gr. in-8, 200 pages, cart..... **5 fr.**
Tableaux synoptiques d'**Anatomie descriptive**, par le Dr BOUTIGNY. 2 vol. gr. in-8, de 200 pages, cart. *chaque* **5 fr.**
Tableaux synoptiques d'**Anatomie topographique**, par le Dr BOUTIGNY. 1 vol. gr. in-8, 200 pages et fig., cart. **6 fr.**
Tableaux synoptiques de **Médecine opératoire**, par le Dr LAVARÈDE. 1 vol. gr. in-8, 200 pages et 150 fig. de Devy, cart.. **6 fr.**
Tableaux synoptiques d'**Obstétrique**, par les Drs SAULIEU et LEBIEF. 1 vol. gr. in-8, 200 pages et 200 photographies, cart.................................... **6 fr.**

Manuel du Médecin praticien

Par le Professeur Paul LEFERT

Collection nouvelle en 14 vol. in-18 à 3 fr. le vol. cart.

La pratique journalière de la médecine.......... **3 fr.**
La pratique journalière de la chirurgie........... **3 fr.**
La pratique gynécologique........................ **3 fr.**
La pratique obstétricale.......................... **3 fr.**
La pratique dermatologique et syphiligraphique.. **3 fr.**
La pratique des maladies des enfants............. **3 fr.**
La pratique des maladies du système nerveux..... **3 fr.**
La pratique des maladies de l'estomac et de l'appareil digestif.................................. **3 fr.**
La pratique des maladies des poumons et de l'appareil respiratoire.............................. **3 fr.**
La pratique des maladies du cœur et de l'appareil circulatoire................................. **3 fr.**
La pratique des maladies des voies urinaires..... **3 fr.**
La pratique des maladies des yeux................ **3 fr.**
La pratique des maladies du larynx, du nez et des oreilles... **3 fr.**
La pratique des maladies de la bouche et des dents **3 fr.**

Poitiers. — Imp. BLAIS et ROY.

www.ingramcontent.com/pod-product-compliance
Ingram Content Group UK Ltd.
Pitfield, Milton Keynes, MK11 3LW, UK
UKHW020558230726
13926UKWH00005B/2087